Johannes M. L. Pasquay, Kolhas, phänomenologischer Blick auf einen Menschen

Johannes M. L. Pasquay

Kolhas

phänomenologischer Blick auf einen Menschen

Re Di Roma-Verlag

Bibliografische Information der Deutschen Nationalbibliothek:
Die Deutsche Nationalbibliothek verzeichnet diese Publikation in der Deutschen Nationalbibliografie; detaillierte bibliografische Daten sind im Internet über http://dnb.ddb.de abrufbar.

ISBN 978-3-86870-362-7

Umschlagillustration: J. M. L. Pasquay

www.rediroma-verlag.de
11,95 Euro (D)

Inhalt

	Seite
Kolhas	7
Verdrängung	8
Beruf	12
Mobbing	18
drei Affen	21
Mitarbeitergespräch	22
Tribunal	23
Protokoll	24
Gruppenfoto	26
Sitzung	28
Projektierung	29
Datenschutzbeauftragter	30
Firma PROFIT	31
Fätti	31
Systemadministrator	32
gegen die Windmühlen	35
Leiden	36
zweites Tribunal	43

	Seite
Absturz	46
Verletzungen	47
Todeskampf	47
Phobie	50
der Therapeut	51
Leid in Menschliche Leistung transfigurieren	52
etwas erleben	53
Dienst(un)fähigkeit	60
Disziplinarverfahren	62
Trümmerhaufen	68
point of no return	71
Weltbild	82
Schuld	92
Freitod	95
Schicksal	109
Verbannung	111
Reflexion	116
Quellen	120

Für Higgi im März 2011

Kolhas

- den Namen kenne ich doch?

Das war doch der Mann, der Recht hatte, aber nie Recht bekam, der, als er sein Recht einforderte, immer neue Martern ertragen musste.

Im 16. Jahrhundert gab es ihn wirklich, einen Hans Kohlhase.
Der wollte mit einem Feldzug sein erlittenes Unrecht sühnen und somit den Konflikt mit der Obrigkeit für sich entscheiden.
Diese Vorlage gestaltete Kleist zu einer Novelle um, in der sich Kohlhaas Gegensätzen ausgeliefert sieht,
die heute noch Bestand haben – in etwas abgewandelter Form:

Idealwelt gegen Wirklichkeit
Freiheit gegen Unterdrückung durch Herrschende
Moral gegen unrühmliches Verhalten
Verbrechen gegen Selbstjustiz
soziale Aufgabe des Staates gegen Machtmissbrauch von Staatsämtern
Rechtsrichtigkeit, Rechtsdurchsetzung gegen Rechtsfrieden –
(Kohlhaas handelt hier - *ganz im Gegensatz zu meinem Herrn Kolhas* - nach der Devise „Fiat iustitia, et pereat mundus“, frei übersetzt:
„Ich muss Recht bekommen, mag darüber auch die Welt zugrunde gehen“.)

Ernst Bloch nennt Michael Kohlhaas den „Don Quijote rigoroser bürgerlicher Moralität“.

Daran musste ich denken, als ich ihm im kurz vor Weihnachten 2007 bei der Eröffnung der Ausstellung „Licht“ des Künstlers Manfred von Linpruns begegnete. Soeben war er mit dem Zug aus der Landeshauptstadt zurückgekehrt, berichtete von der Lösung seines Mobbing-Problems, die er dort erfahren habe, durch eine bevorstehende Versetzung an einen anderen Ort
in eine andere Filiale. Damals machte ich mir die ersten Notizen über meinen Kolhas, verlor ihn dann aus den Augen.

Meine zweite Begegnung nach über zwei Jahren, via Internet ließ mich erstarren: Ich erfuhr vom schrecklichen Absturz des Herrn Kolhas.

Verdrängung

Seine Erlebnisse hat er bis heute verdrängt.
Verdrängen klingt nach Aktivität und Absicht. Doch nicht man verdrängt, etwas *wird* verdrängt.
Es ist Kolhas erst nach drei Jahren möglich, Verdrängtes stückweise herauszuholen, nach fehlenden Puzzleteilen zu suchen.
Kolhas will jetzt selber wissen, was da eigentlich los war, überwindet seinen Ekel, wühlt noch einmal im Unrat, untersucht die Fäkalien auf das hin, was damals gegessen wurde.
Die Erinnerung kommt von selbst, wann sie will, löffelweise.
Dieser Mensch muss offensichtlich nicht mehr tragen, als er ertragen kann.
(Zur gleichen Zeit muss Kolhas zusehen, wie seine 90-jährige Schwiegermutter gegenläufig ihr Gedächtnis verliert.)
Ich muss jetzt für ihn erreichbar sein (in der Handy-Zeit kein Problem), immer wieder findet er ein Bruchstück.
Immer wieder bekomme ich bei unseren Treffen in einem Café gelbe Notizzettel, auf denen Kolhas Gedanken jetzt nicht mehr wie vorher *weg* schreibt, sondern *her* schreibt, sie für mich fixiert.
Dann holt Kolhas auch noch Akten dazu aus der Versenkung.

Bei einem Unfall vermag der menschliche Körper unerträglichen Schmerz in einem schockähnlichen Zustand auszuschalten.
Ähnlich verhält es sich offensichtlich bei zu schweren seelischen Verletzungen.

Bei Kindern ist es ein probates Mittel, den Schmerz durch Ablenkung zu verdrängen.
Man tut das keineswegs deshalb, weil man den nicht ernst nehmen würde.

Das Problem ist nicht das Verdrängen, sondern das Nicht-Verdrängen-Können.
So sind etwa Angst- und Zwangspatienten außerstande, blasphemische, aggressive oder aufsässige Gedanken beiseite zu schieben.
Auch ist es nicht der „Verdränger", der Gefahr läuft, seelisch zu erkranken, sondern derjenige, dem es nicht gelingt, Krankheitsgedanken aus seinem Bewusstsein zu verscheuchen. Gesund ist demnach, wer negative Gedanken an Vergangenes oder an Schmerzliches weg zu schieben vermag und aktiv unterdrückt.
„Lebensbewältigung meint die stetige Herausforderung und den dauernden Versuch jedes einzelnen, unter Bedingungen von Entgrenzung und Freisetzung biografisch sich die Handlungsfähigkeit zu bewahren bzw. zurück zu gewinnen."(Schefold)
(In einem Seminar Schefolds berichtete eine Teilnehmerin, die selbst auf dem Gebiet der Biografieforschung arbeitet, dass alte Menschen oft erst dann sterben könnten, wenn sie auch zu bisher verdrängten, schrecklichen Vorkommnissen in ihrem Leben stehen könnten.)

Jetzt hat K sein ganz privates Pfingstfest (nicht nach sieben Wochen, sondern nach fünfzehnmal sieben):
Der Teppich eines Prozesses ist ausgerollt. Nachdem K auch noch genügend Abstand dazu gewinnt, kann er jetzt die Muster, Ornament für Ornament zu einem Gesamtbild zusammensetzen, den Sinn erkennen und darüber sprechen.

(Das christliche Pfingstereignis fand (nach Apg. 2,1) am jüdischen Fest Schawuot statt.
Dieses Fest feiert die Offenbarung der Tora an das Volk Israel und gehört zu den Hauptfesten des Judentums.
Schawuot bedeutet *Wochen* und weist mit diesem Namen auf die mit dem fünfzigsten Tag vollendeten sieben Wochen nach dem Pessachfest hin.
Bereits aus dieser Tradition stammt der griechische Name *pentekostē* („der fünfzigste Tag"), aus dem der deutsche Begriff „Pfingsten" hervorgegangen ist.
Schawuot ist gleichzeitig ein Erntedankfest, da es den Abschluss der mit Pessach beginnenden Weizenernte markiert.
Dieses Datum wird in der christlichen Tradition auch als Gründung der Kirche verstanden. Als christliches Fest wird Pfingsten erstmals im Jahr 130 erwähnt.
In der Apostelgeschichte wird den Beteiligten schon fünfzig Tage nach der Kreuzigung der Sinn der Lehre Jesu klar.

Lukas malte das so:

> Und als der Pfingsttag gekommen war, waren sie alle an einem Ort beieinander.
> Und es geschah plötzlich ein Brausen vom Himmel wie von einem gewaltigen Wind und erfüllte das ganze Haus, in dem sie saßen.
> Und es erschienen ihnen Zungen zerteilt, wie von Feuer; und er setzte sich auf einen jeden von ihnen, und sie wurden alle erfüllt von dem heiligen Geist und fingen an, zu predigen in andern Sprachen, wie der Geist ihnen gab auszusprechen. (Lukas 2.1-4)

Die Kolhas-Geschichte gewinnt zunehmend an Eigendynamik, läuft manchmal aus dem Ruder, wenn er es mir aus der Hand nimmt.

Doch was nutzt einem *Schreiber* die Erleuchtung,
was kann *der* schon gegen die immer wieder kehrenden Ungerechtigkeiten tun?
(Nach wie vor wird ein Kolhas-Kollege nach dem anderen abgeschossen, der auftaucht, es wagt, sein Haupt über das Niveau der Wasseroberfläche zu bringen.)

Ich mache das Einzige, was mir möglich ist: ich schreibe die Sache auf.

Ohne Anspruch auf Wissenschaftlichkeit (dazu müssten Wissenschaftler 1000 Kolhasen untersuchen);
Ohne Anspruch eines Sachbuches (den hat schon Sarazin für sich gepachtet; Ist der ein in Deutschland lebender Sarazene? Sein Name scheint in Richtung des arabischen Stammes zu weisen.)

Kolhas tituliere ich der Einfachheit halber und in Hommage an Kafka, einfach mit K.
In den eckigen Klammern füge ich Erläuterungen bei, die ich für meinen Versuch brauche, K zu verstehen.
In **grauer Farbe** sind Schriftstück-Stücke abgedruckt, die mir K überlassen hat.
Dabei mischen sich zu diesen Zeugnissen noch Zeugen in unser Zwiegespräch ein: von **Zrathustra** über **Platon** bis **Jesus**.

K kannte keine Abgrenzungen von Lebensbereichen zwischen Arbeit und Freizeit, Job und Urlaub. Der Begriff „arbeiten“ unterschied sich für ihn vom lateinischen „laborare“ (übersetzt: arbeiten, leiden) durch das Fehlen des Leidens.
Noch war er nicht aus dem Paradies vertrieben, noch nicht von Gott verflucht.

Und die Schlange war listiger denn alle Tiere auf dem Felde, die Gott der HERR gemacht hatte, und sprach zu dem Weibe: Ja, sollte Gott gesagt haben: Ihr sollt nicht essen von den Früchten der Bäume im Garten? Da sprach das Weib zu der Schlange: Wir essen von den Früchten der Bäume im Garten; aber von den Früchten des Baumes mitten im Garten hat Gott gesagt: Eßt nicht davon, rührt's auch nicht an, daß ihr nicht sterbt. Da sprach die Schlange zum Weibe: Ihr werdet mitnichten des Todes sterben; sondern Gott weiß, daß, welches Tages ihr davon eßt, so werden eure Augen aufgetan, und werdet sein wie Gott und wissen, was gut und böse ist. Und das Weib schaute an, daß von dem Baum gut zu essen wäre und daß er lieblich anzusehen und ein lustiger Baum wäre, weil er klug machte; und sie nahm von der Frucht und aß und gab ihrem Mann auch davon, und er aß. Da wurden ihrer beiden Augen aufgetan, und sie wurden gewahr, daß sie nackt waren, und flochten Feigenblätter zusammen und machten sich Schürze. Und sie hörten die Stimme Gottes des HERRN, der im Garten ging, da der Tag kühl geworden war. Und Adam versteckte sich mit seinem Weibe vor dem Angesicht Gottes des HERRN unter die Bäume im Garten. Und Gott der HERR rief Adam und sprach zu ihm: Wo bist du? Und er sprach: Ich hörte deine Stimme im Garten und fürchtete mich; denn ich bin nackt, darum versteckte ich mich. Und er sprach: Wer hat dir's gesagt, daß du nackt bist? Hast du nicht gegessen von dem Baum, davon ich dir gebot, du solltest nicht davon essen? ... Und zum Weibe sprach er: Ich will dir viel Schmerzen schaffen, wenn du schwanger wirst; du sollst mit Schmerzen Kinder gebären; und dein Verlangen soll nach deinem Manne sein, und er soll dein Herr sein. Und zu Adam sprach er: Dieweil du hast gehorcht der Stimme deines Weibes und hast gegessen von dem Baum, davon ich dir gebot und sprach: Du sollst nicht davon essen, verflucht sei der Acker um deinetwillen, mit Kummer sollst du dich darauf nähren dein Leben lang. Dornen und Disteln soll er dir tragen, und sollst das Kraut auf dem Felde essen. Im Schweiße deines Angesichts sollst du dein Brot essen, bis daß du wieder zu Erde werdest, davon du genommen bist. Denn du bist Erde und sollst zu Erde werden. Und Adam hieß sein Weib Eva, darum daß sie eine Mutter ist aller Lebendigen. Und Gott der HERR machte Adam und seinem Weibe Röcke von Fellen und kleidete sie. Und Gott der HERR sprach: Siehe, Adam ist geworden wie unsereiner und weiß, was gut und böse ist. Nun aber, daß er nicht ausstrecke seine Hand und breche auch von dem Baum des Lebens und esse und lebe ewiglich! Da wies ihn Gott der HERR aus dem Garten Eden, daß er das Feld baute, davon er genommen ist, und trieb Adam aus und lagerte vor den Garten Eden die Cherubim mit dem bloßen, hauenden Schwert, zu bewahren den Weg zu dem Baum des Lebens. (1. Buch Mose, Kapitel 3)

Sein

Beruf

war Berufung, Lebensinhalt, füllte ihn vollständig aus, bis zum Rande, nichts mehr sonst hatte mehr Platz, kein Neid, keine Intrigen, keine Machtkämpfe.
Alles spielte K aus, hielt sich keine ASS im Ärmel zurück, liebte seinen Beruf, freute sich jeden Tag auf seine Arbeit.
K konnte Kollegen nicht verstehen, die am Montag mit dem Count-down zum nächsten Wochenende begannen:
„Du lebst hier und jetzt, nicht nur in Urlaub und Freizeit. Genieße die Zeit jetzt!"
Dann zählte K die temporären positiven Dinge auf, wurde gar nicht fertig damit.

Eine steile Karriere durch Wissen und Fähigkeit, durch Weitblick, Erkenntnis der Notwendigkeiten, gefordert durch die technische Entwicklung, bei der man nicht auf das Rüstzeug der Ausbildung zurückgreifen kann - nicht Beziehungen oder Quotenregelungen, wie sonst meist üblich, führten K bis zum Ausbildungsdirektor.

K arbeitete zuletzt in einer Kleinstadtfiliale der Firma R&S, einer von landesweit etwa 300 Filialen.
Den Filialleiter, Herrn Verymuch, kannte er schon aus einer Zweigstelle auf dem Lande.
Dort war der Stellvertreter des Chefs gewesen, und K örtlicher Personalrat.
Auch verbanden beide ähnliche fachliche Interessen.
Sein Arbeitsbereich Industriedesign gab K die Möglichkeiten seine künstlerische und technische Begabung in Einklang zu bringen. Als Ausbilder der Lehrlinge in seiner Abteilung kam auch sein pädagogisches Geschick zum Tragen.
Verymuch erkannte als einer der Ersten die Wichtigkeit der in den Achtzigerjahren noch in den Kinderschuhen steckenden elektronischen Datenverarbeitung für R&S und gewann K als engagierten Mitstreiter.
K setzte sogleich seine Ideen in der Lehrlingsausbildung um und wurde von Verymuch durch Beschaffung von Hard- und Software unterstützt.
Zuletzt war es dann K gewesen, der den Ton angab, der mit verschiedenen Software-Herstellern direkt verhandelte (während des Firmen-Neubaus fuhren die Limousinen der Manager – zum Erstaunen der Nachbarn – an seiner Privatwohnung vor).
K ermöglichte, dass Lehrlinge die Programme auch zu Hause nutzen konnten, richtete für sie auf Bezirksebene die Möglichkeit ein online bei ihm zu bestellen.

Industriedesign und EDV entwickelten sich rasant zu einer unzertrennlichen Einheit.

Das Interesse der Fachkollegen auf Bezirksebene an diesem Pilotprojekt war enorm.
K begann deshalb mit der Fortbildung seiner Kollegen.

Eine Beförderung zum Abteilungsleiter und Systemadministrator war selbstverständlich.

Auch das Personal innerhalb der Filiale zeigte großes Interesse.
K bot einen wöchentlichen Fortbildungsabend an, an dem alle Mitarbeiter, inklusive Führungsriege, teilnahmen.

Seine Skripte verbreitete er bald nicht mehr in Papierform, sondern er veröffentlichte sie im Internet.
Dazu erwarb er Wissen und Technik, Soft- und Hardware, in ständigem Wettlauf mit der Entwicklung.

Verymuch musste K nicht lange bitten, auch die anderen Belange der Filiale im Web zu veröffentlichen.

Bald wurde der Bezirksleiter, Herr Vischen, auf die Aktivitäten aufmerksam. Er initiierte daraufhin den Webauftritt der gesamten R&S. Er fragte Herrn Verymuch ob Herr K daran mitarbeiten könne. Verymuch wollte jedoch K ganz an der Filiale behalten, verhinderte deshalb Ks Aufstieg.

Vischen berief K dann zu seinem Fachmitarbeiter.
Er unterstützte seine Aktivitäten, sein Kommentar zu dessen Ideen war: „Machen Sie nur!"
K verehre diesen Mann, der ihm, kaum im Amt, K schon in seiner Rolle als Personalrat geholfen hatte, Missstände auszuräumen.
(Als Kollegen erzählten, Vischen habe gar keine eigenen Visionen, die stammten von Hero, einem anderen Bezirksleiter, seinem Saufkumpan (Na ja, ein Heldengesicht hat Vischen wirklich nicht, scheint eher einem Bild von George Grosz entsprungen.), hebe Mitarbeiter nur empor um sie nach Lust und Laune wieder wegwerfen zu können, trage dabei die seilschaftliche Befehlswillkür weiter, die ihm schon beim Militär persönliche Vorteile gebracht hätte, habe gar Hausverbot in einer Filiale, da er dort Mitarbeiterinnen sexuell belästigt habe, glaubte K an böswillige Unterstellungen. Genauso wenig hielt K von Kollegen, die nur menetekelten.)

Als Vision von K gebeten wurde, den Kollegen Freeloader als Fachmitarbeiter auf dem Gebiet Datenbanken zu berufen, war der sofort einverstanden.
(Freeloader musste erst wie ein Hund auf die Jagd getragen werden.
Als K ihn zu einem Lehrgang zu MySQL eingeladen hatte, die Kosten für ihn übernommen hätte, sagte Frau Freeloader kurzfristig ab, ihr Mann müsse im Urlaub das Haus weißeln.
Auch ihn zu dem Vorstellungsgespräch zu Vision mitzunehmen kostete Überredungskunst. Frau Freeloader wollte an diesem Tag lieber ins IKEA fahren. – „Hätte ich sie doch nur fahren lassen" meint K heute, denn er hatte blauäugig einen Trittbrettfahrer auf ein Podest erhoben, von wo aus der nichts besseres zu tun wusste, als K auf den Kopf zu spucken.
Kaum jemand würde vermuten, dass hinter der Fassade dieses smarten jungen Mannes das eigentliche „to smart" (engl. schmerzend, verletzend) wuchert.)

Leute schließen häufig von sich auf andere. Dabei haben edle Menschen die geringste Trefferquote.
K begeht immer wieder diesen Fehler, hat sich wieder getäuscht, diesmal bei Herrn Freeloader.

> Schmarotzer: das ist ein Gewürm, ein kriechendes, geschmiegtes, das fett werden will an euren kranken wunden Winkeln.
> Und das ist seine Kunst, dass er steigende Seelen erräth, wo sie müde sind: in eurem Gram und Unmuth,
> in eure zarte Scham baut er sein ekles Nest.
> Wo der Starke schwach, der Edle allzumild ist, - dahinein baut er sein ekles Nest: der Sckmarotzer wohnt,
> wo der Große kleine wunde Winkel hat.
> Was ist die höchste Art des Seienden und was die geringste? Der Schmarotzer ist die geringste Art;
> wer aber höchster Art ist, der ernährt die meisten Schmarotzer.
> Die Seele nämlich, welche die längste Leiter hat und am tiefsten hinunter kann: wie sollen nicht an der die meisten Schmarotzer sitzen? –
> - die umfänglichste Seele, welche am wenigsten in sich laufen und irren und schweifen kann; die nothwendigste,
> welche sich aus Lust in den Zufall stürzt: -
> - die seiende Seele, welche in´s Werden taucht; die habende, welche in´s Wollen und Verlangen will –
> - die sich selber fliehende, die sich selber im weitesten Kreise einholt; die weiseste Seele, welcher die Narrheit am süssesten zuredet: -
> - die sich selber liebenste, in der alle Dinge ihr Ströhmem und Wiederströhmen und Ebbe und Fluth haben: - oh wie sollte die höchste Seele nicht die schlimmsten Schmarotzer haben?
> Also sprach Zarathustra [9]

Bald war K auch auf Landesebene gefragt. Er war bei jedem Abteilungsleitertreffen im Kloster Alp vertreten.
Erst als Teilnehmer, dann als Referent.

In das Landesinstitut für Lehrlingsausbildung (gegen den Willen von Verymuch, da der selber dort hin wollte, K überhaupt nur dann unterstützt hatte, wenn er sich mit dessen Federn schmücken konnte) berufen, entwickelte er Konzepte und arbeitete an Handreichungen für Fachkollegen mit. Verymuch wurde vom Kultusministerium beauftragt, die neue Art der Lehrlingsausbildung Ks in seiner Filiale als Pilotversuch durchzuführen. Ausbildungskonzepte sollten vorgelegt und genehmigt, ein jährlicher Bericht verfasst und vorgestellt werden.

(Verymuch, kurz vor seiner Versetzung in den Ruhestand, zog sich vollständig aus der Sache heraus, ließ K alleine (auch mit dem Berg Arbeit) stehen.

Schon lange wurde Verymuch daran gehindert psychedelisch seine Seele zu entfalten, so blieb ihm nur noch psychedelierisch sei Bewusstsein nicht nur zu trüben, sondern vollständig zu verhüllen. Dazu kam ein schwerer, privater Schicksalsschlag, der Verymuch in Watte packte.
„In Ermangelung des Lebenssinnes, dessen Erfüllung den Mann glücklich gemacht hätte, versucht er ein solches Glücksgefühl *unter Umgehung* jeder Sinnerfüllung herbeizuführen, und zwar auf dem Umweg über die Chemie.“, sagt Frankl zum Alkoholismus.[6]
Das Belohnungssystem liquidiert dazu noch den freien Willen Verymuchs durch den inneren Zwang, die Bedürfnisse nicht nur durch viel Trinken, sondern auch durch viel essen zu befriedigen. Da hilft auch eine operative Magenverkleinerung nur sehr kurzfristig.)

[In den jüngsten Untersuchungen hat sich gezeigt, dass auch fettsüchtige Vielesser einen extrem gestörten Dopaminhaushalt aufweisen. Sprechen die Forscher in dem Fall der Psychopathen noch von einem - quasiautomatisierten - Zwang, so sind Paul Kenny und Paul Johnson vom Scripps Research Institute in Jupiter/Florida davon überzeugt, dass es sich bei der lukullischen Völlerei nicht selten buchstäblich um eine Sucht, eben eine Fresssucht, handelt. Hinweise dafür gibt es schon lange. Der übermäßige Genuss wohlschmeckender, kalorienreicher Nahrung kann ähnliche Prozesse im Gehirn auslösen wie klassische Suchtmittel. Anfangs ist es ein ganz gewöhnliches Dopaminsignal im Belohnungssystem. Das Wohlgefühl löst die verstärkte, wenn auch kurzfristige Freisetzung von Dopamin aus. Je mehr und öfter aber das geliebte Essen eingenommen wird, desto stärker reagieren die entsprechenden Nerven im Belohnungssystem: Sie schrauben die Produktion bestimmter Dopaminrezeptoren herunter, die Sensibilität für den Nervenbotenstoff geht zurück, das Belohnungssystem stumpft ab. Die Folge ist, dass der Drang zu immer mehr Essen immer größer wird.[3]]

Im Ministerium lernte K eine ihm fremde Art der Argumentation kennen:

Da ging es nicht um die Sache, sondern darum, was eine „wichtige“ Person meinen könnte.

[„Great minds discuss ideas. Average minds discuss events. Small minds discuss people.“
So hat das Eleanor Rosevelt auf den Punkt gebracht.

Zwei Charaktere müssten zusammentreffen und zusammenpassen um ein Problem lösen zu können, das dafür reif ist, bei dem auch in der Bevölkerung die Schmerzgrenze überschritten ist:
Der eine ein Politiker, der andere ein Wissenschaftler.
(Luther war so ein Politiker, mit geschliffenem Schnabel, schlafwandlerisch auf den Pfaden, auf denen Intrigen (aus)getragen werden. Im Hintergrund formte Melanchton mit Wissen und Intelligenz ein geistiges Fundament, auf dem Luther sich bewegen, sogar herumtrampeln konnte. Dem körperlich schmächtigen Wissenschaftler hätte der Pöbel keine Beachtung geschenkt.)]

In der Welt taugen die besten Dinge noch Nichts, ohne Einen, der sie erst aufführt:
grosse Männer heißt das Volk diese Aufführer.
Wenig begreift das Volk das Grosse, das ist: das Schaffende.
Aber Sinne hat es für alle Aufführer und Schauspieler grosser Sachen.
Um die Erfinder von neuen Werthen dreht sich die Welt: unsichtbar dreht sie sich.
Doch um die Schauspieler dreht sich das Volk und der Ruhm: so ist es der Welt Lauf.
Geist hat der Schauspieler, doch wenig Gewissen des Geistes.
Er glaubt immer an Das, womit er am stärksten glauben macht, - glauben an sich macht!
Morgen hat er einen neuen Glauben und übermorgen einen neueren.
Rasche Sinne hat er, gleich dem Volke, und veränderliche Witterungen.
Umwerfen - das heisst ihm: beweisen. Toll machen das heisst ihm: überzeugen. Und Blut gilt ihm als aller Gründe bester.
Eine Wahrheit, die nur in feine Ohren schlüpft, nennt er Lüge und Nichts.
Wahrlich, er glaubt nur an Götter, die grossen Lärm in der Welt machen!
Voll von feierlichen Possenreissern ist der Markt – und das Volk rühmt sich seiner grossen Männer!
das sind ihm die Herrn der Stunde.
Also sprach Zarathustra [9]

Die Landesleitung ernannte K zum Prüfer bei Examen von Mitarbeitern und seine Filiale zur R&S-Stützpunkt-Filiale.

Er führte nun auch landesweit zahlreiche zukünftige Kollegen durch fundierte Ausbildung im IT-Bereich zur erfolgreichen Prüfung und hob damit deren beruflichen Status gewaltig an.

Mobbing

Herr Vischen setzte die im hörige, (zu) eng vertraute, Mitarbeiterin Narziss als Filialleiterin ein, bevor er in den Ruhestand versetzt wurde. Das war er ihr schuldig, so konnte er sie ruhig stellen.
„Von Verwaltung versteht sie ja nichts, aber sie hat sich für die Firmenentwicklung eingesetzt.“, äußerte er sich gegenüber K, und im gleichen Atemzug: „Und von Eurem Personalrat Klepper halte ich überhaupt nichts. Durch seine Arbeit gegen neue Strukturen verdrängt er Ihre Filiale aus der Spitzenposition.“

Das mit der Verwaltung kannte K beispielsweise von den Teilnehmerlisten seiner Fortbildung für Mitarbeiter. Die schickte sie sofort, die falschen. Prinzipiell erst einmal ein Schnellschuss. Mindestens drei Anläufe und Rückfragen waren nötig. Dann erhöhte sich die Wahrscheinlichkeit allmählich bis zur Brauchbarkeit.

Bei der so genannten Firmenentwicklung war sie als Hündchen Vischens von Filiale zu Filiale getingelt. Demonstrierte, wie Untergebene auf Fingerschnippen zu parieren hätten. Zuchtmeister-Pädagogik vom vorletzten Jahrhundert für Lehrlinge.
Da sie an der Leine Vischens hing, protestierte kaum ein Mitarbeiter gegen diesen Umgang mit Menschen.
Nur K war angeekelt:
„Firmenentwicklung – auch so eine wichtigtuerische Wortblase – ein Sprungball auf einen Posten in der Führungsriege, dann ist die Luft raus. Aus Evolution wurde bald Evaluation. (Der oberste Chef konnte nicht einmal das Wort aussprechen obwohl er es ständig in den Mund nahm. Wahrscheinlich hat er es dabei zur ‚Evalation' abgelutscht.) Beurteilt werden sollten eigentlich die Firmen*filialen*. Dann nahm man sich doch die einzelnen Mitarbeiter vor. Schnell nahm sich dann die Führungsriege da heraus, nahm den Spieß an sich und drehte ihn als weiteres Mobbing-Instrument nach unten.“

Als alle ihre Vischen-konformen Versuche gegen die Wiederwahl Kleppers scheiterten, brachte Narziss den allem weiblichen verfallenen so auf ihre Seite.

Bei einer Quotenfrau sieht man so wie so nicht genau hin, die tanzt mit ihrem vermeintlichen, in diesem Fall längst verdorrten Sexappeal spielend durchs Leben.
(Bei der Abschiedsfeier für Verymuch, die Narziss zu ihrer Antrittsfeier ummünzte, stellen die Azubiner fest: „Die hat ja kein Höschen unter ihrem weißen Kleidchen an!“ Azubienen waren peinlich davon berührt, dass sie bei der Faschingsfeier wieder einmal ihre Brüste zur Schau stellte, das Top „ganz zufällig“ beim Tanzen nach oben rutschte.)

„Ich wollte ja selber an diesen Posten, auch wegen ihnen“, gestand sie K. Doch was auch immer sie für sich erhoffte,
K verabscheute Personen, die in erster Linie Frau oder Mann waren, dann erst irgendwo Mensch: „Nichts ist primitiver als ein Schwanz-gesteuerter Mann oder eine sich exhibitionierende Frau, bei denen rutscht das Hirn in die Geschlechtsteile.“

Nomen est omen:

[In der Psychiatrie und der Psychologie findet der Narzissmus Ausdruck in der *narzisstischen Persönlichkeitsstörung*, die klar abzugrenzen ist von der allgemeinsprachlichen Verwendung des Begriffs Narzissmus als „Selbstverliebtheit“.
Narzisstische Personen sind gekennzeichnet durch einen Mangel an Einfühlungsvermögen und Überempfindlichkeit gegenüber Kritik, was sie mit einem großartigen äußeren Erscheinungsbild zu kompensieren versuchen. Häufig hängt das mit ihrem brüchigen Selbstwertgefühl zusammen. „Was du nicht willst, dass man dir tu, das füg' auch keinem anderen zu“ ist Narzissten fremd. Sie behandeln Mitmenschen so, wie sie selbst nicht behandelt werden möchten. Sie besitzen auch einen Blick für das Besondere, können leistungsstark sein und haben oft gepflegte und statusbewusste Umgangsformen. Neben Prädispositionierung ist das Elternhaus ein entscheidender Faktor für narzisstische Persönlichkeiten. Es finden sich überwiegend sehr unempathische, wenig akzeptierende Eltern, die das Kind nicht selten schon früh überfordern. So findet in der kindlichen Erziehung vor allem ein Verhalten Beachtung und Verstärkung, das, in gewisser Intoleranz gegenüber anderen, die eigenen Fähigkeiten und Wertigkeit betont und diese auch nach außen gut darstellen kann. Jenes ohne, dass das tatsächlich gezeigte Verhalten dieser Selbstpräsentation auch nur annähernd entsprechen muss. Narzissten überschätzen ihre eigenen Fähigkeiten und zerstören aus Neid, was begabtere Menschen aufgebaut haben. Wenn Narzissten eine leitende Funktion ausüben, leiden die Betroffenen sehr. Wenn möglich, entziehen sich Mitbetroffene ihrem Einfluss.
Maligner Narzissmus kann als Zwischenstufe von narzisstischer und antisozialer Persönlichkeitsstörung angesehen werden. Als maligner Narzissmus wird die Kombination von narzisstischer Persönlichkeitsstruktur, antisozialen Verhaltensweisen mit intensiven krankhaften Aggressionen und eventuellen paranoiden Neigungen bezeichnet. Kennzeichnend sind krankhafte Grandiosität (Entwicklung eines nicht der Realität angemessenen Größenselbst oder Realitätsverlust) mit Herrschaftsanspruch innerhalb einer Gruppe, bis hin zu Sadismus und Hass. Im Unterschied zur antisozialen Persönlichkeitsstörung, die sich durch das völlige Fehlen von Verantwortungsgefühl, Gewissen und Sorge/Mitgefühl sich selbst und andere Menschen betreffend auszeichnet, sind beim malignen Narzissmus noch Über-Ich-Anteile (Gewissen) funktionsfähig, und es existiert auch ein Gefühl für Mitmenschen, wenn auch oft in ausbeuterischem Interesse. [1]]

K überreichte Narziss seinen Bericht zum Versuch in der Lehrlingsausbildung. Sie überflog ihn kurz und gab ihn dann zurück.
Er bat sie mit ihm in die Landeshauptstadt zu fahren um dort die Versuchsergebnisse vorzustellen. Sie meinte, sie müsse auf eine Party (da ist ihre Traumwelt, da ist sie Barbie im Puppenland) und sei ja erst nächsten Monat offiziell Filialleiterin. So wurde K alleine vorstellig, sein Bericht wurde sehr positiv aufgenommen.

Der Bericht über das zweite Lehrjahr wurde auch vom Nachfolger des Bezirksleiters Vischen, Herrn Neumd, ignoriert.
Frau Narziss war Herrn K bei der Landesleitung in den auf Rüchen gefallen: Der Versuch wurde mit der zusammenfassenden Bemerkung „sollen denn schon die Lehrlinge ins Kästchen gucken?" abgetan.
(Der Hauptpersonalrat hatte K davon berichtet.)
Die Filiale erhielt den Auftrag den begonnenen Versuch nur noch so lange laufen zu lassen, bis die daran beteiligten Lehrlinge die Lehrzeit beendet hätten.

Es war das schlimmste, was Narziss K antun konnte: Sie zerstörte auf intrigante Weise mutwillig und systematisch seine überregional bedeutende Arbeit, bahnbrechend in Methodik und Didaktik.
(Dabei schreckte sie nicht vor ihrer alt bewährten Methode, Sitzungsprotokolle umschreiben zu lassen, bis sie ihrer Meinung entsprachen, zurück.)

Dann machte Narziss, ohne mit K zu sprechen, den Internetauftritt vor Neukunden schlecht: er sei zu wenig bunt, gar nicht ansprechend, und sie werde das ändern.
Erst durch Firmen unter den Neukunden, die sich an ihn wandten, erfuhr K von weiteren Absprachen: Narziss hatte einen Webauftritt für Sponsoring auf der Startseite der Firma versprochen.
Währenddessen hatte sie mit durchschnittlich zwei wöchentlichen Emails dutzende von Fotos, die K in stundenlanger Arbeit in seiner Freizeit sichtete, bearbeitete und in die Seiten einband, geschickt.

Bei einer Betriebsversammlung stellte K die Webseite vor, „Ihr seid die Firma, Ihr sollt bestimmen, wie unser Internetauftritt aussehen soll.“ Da saßen sie jetzt da, die Mitarbeiter, die K so viel zu verdanken haben. Hunderte von Stunden hatte der geopfert und sie in den Gebrauch des Computers einzuweisen, der Maschine, die in dieser Sparte zum wichtigsten Werkzeug geworden ist, um den Beruf überhaupt ausüben zu können, hatte zusammen mit ihnen für jede Abteilung eine eigene Webseiten gestaltet.
An dieser Stelle wäre es den Kollegen ein Leichtes gewesen, dem Mobbing gegen K noch Einhalt zu bieten.
Doch niemand hatte so viel Zivilcourage sich zu äußern - nichts hören, nichts sehen, nichts sagen, wie die

drei Affen.

> [Während die drei Affen in Japan eigentlich die Bedeutung „über Schlechtes weise hinwegsehen“ haben, werden sie im Westen eher als „alles Schlechte nicht wahrhaben wollen“ interpretiert. Aufgrund dieses negativen Bedeutungswandels gelten die drei Affen bei uns daher häufig als Beispiel für mangelnde Zivilcourage.[1]]

Nur eine stand auf, jedoch um Narziss beizuspringen. „Ich bin da ganz loyal zur Firmenchefin.“ schleimte Frau Panam.

(Loyalität zur Firma war eigentlich gefragt, nicht zu Narziss als Privatperson, aber Panam war nur zu sich selbst loyal, strebte einen höheren Posten an, dazu brauchte sie das Wohlwollen von Narziss, heulte der auch vor, von ihrer großartigen Loyalität.
Ihr Ziel hat sie heute erreicht.
Sie war auch einer der Auslöser gewesen, die Vision das Gästebuch der Webseite schließen ließ:
Dort war der Link auf die Webseite eines Lehrlings gesetzt worden, der, das auf einer Zehe eine Pirouette drehende Schweinchen Dick, mit der Unterschrift „Panam“ abgebildet hatte, da er eine verblüffende Ähnlichkeit zwischen beiden sah.
K sprach mit dem Lehrling, der einsichtig, der sofort die Seite entfernte, sich öffentlich auf seiner Webseite und persönlich bei Panam entschuldigte, da er sich der Tragweite seiner Tat nicht bewusst gewesen sei.
Weder das, noch das flehenden Bitten Ks konnte verhindern, dass Panam Anzeige erstattete.
Da der Lehrling die Webseite vom Firmenbüro seines Vaters aus pflegte, beschlagnahmte die Polizei dort alle Computer.
Der Vater musste aus dem Urlaub zurückfliegen, um einen Kollaps seiner Firma zu verhindern.)

So bekam K den Stempel der Illoyalität öffentlich aufgedrückt, ja das Wort „Loyalität“ wurde zum Lieblingsbegriff Narzisses avoziert, in dem sie sich von nun an lächelnd sonnte.

Da eine Kommunikation aus der Richtung Narziss nicht stattfand, versuchte es K aus seiner: Er vereinbarte ein

Mitarbeitergespräch,

das dann auch stattfand und mehrere Stunden dauerte.
Durch eine Entschuldigung für ihr Vorgehen war für sie die Sache schnell abgetan. (Wie bei dem Kinderreim: „Entschuldigung, Entschuldigung, hab´s gern getan, werd´s wieder tun.")
Dann jedoch begann sie K zu befehlen, das über Jahre etablierte Aussehen des Internetauftrittes bunt zu gestalten und das traditionelle Firmenlogo zu entfernen.
K forderte sie auf einen alternativen Entwurf zu liefern, dann könne man darüber reden. Außerdem sei der Inhalt der Seiten wichtiger, was durch monatlich etwa 100 000 Besucher bewiesen sei.
Er leiste seine Arbeit in seiner Freizeit zu seinen Kosten und habe auch ein Mitspracherecht.
Narziss verfasste über das Mitarbeitergespräch ein Protokoll in dem sie ihre persönliche Sicht der Dinge breittrat und sich über K beleidigend äußerte. Das legte sie, nachdem einige Monate verstrichen waren, auch noch K zur Unterschrift vor. Dieser unterschrieb das regel- und sittenwidrige Schriftstück natürlich nicht.

Schließlich wurde K vor ein

Tribunal

bestehend aus Narziss, ihrer Stellvertreterin Vera, der Chefsekretärin, Freeloader, Personalratsvorsitzenden und Psychologin der Filiale, geladen.

Fünf aufeinander folgende „Einladungen" fand K in seinem Fach. Bei der zweiten war schon einmal das Datum richtig. Bei der dritten bereits das Wort „Domän" (Ein Freudscher Versprecher für dämonisch?) zu „Domain" richtig gestellt. Die beiden letzten waren dann noch notwendig, um die teilnehmenden Personen zu korrigieren, um die Protokollführung aus Veras Händen in die der Chefsekretärin zu legen.

K besprach die Angelegenheit mit seinem Sohn.
(Narziss hatte alle ihre „Beziehungen" eingesetzt, auch ihm und seiner Firma zu schaden, aber nichts wesentliches dabei erreicht.)
Der meinte:
„Du arbeitest in deiner Freizeit ja nur noch für die Firmenwebseite und besuchst im Urlaub kostspielige Schulungen.
Trotzdem kannst du deiner Chefin scheinbar nichts mehr recht machen.
Du wirst damit deines Lebens nicht mehr froh. Verkaufe ihr doch die Domain samt Webseiten, oder, was besser zu deinem Charakter passt, schenke ihr das ganze."

Das Protokoll

Frau Narziss begrüßte die anwesenden Sitzungsteilnehmer und verlas dann ihre Anklage.
Nach Beendigung ihres Vortrages äußerte sich Herr K wie folgt:
"Ich sage zu keinem der vorgebrachten Punkte etwas, wenn auch das meiste davon nicht den Tatsachen entspricht."
Daraufhin übergab K die Webseite, und fügte hinzu, dass er letzte Woche seinen Provider über die beabsichtigte Domainübertragung und den Providerwechsel informiert habe.
Frau Narziss erwiderte, dass er nicht ihr, sondern der Firma als Trägerschaft die Domain überlasse.
Herr K erklärte, dass er der Firma auch den Inhalt der Webseite schenke, außer den Daten im IT- und CAD-Bereich, auf die er das Urheberrecht habe. Außerdem werde er seine Webseite am Ende des nächsten Monats abschalten.
Herr K verabschiedete sich und verließ, trotz der allgemeinen Bitte, sich an der Dienstbesprechung noch weiterhin zu beteiligen, die Sitzung.
Der Entschluss von Herrn K, die Domain, für die er Geld und viel Zeit aufgewendet hat, nun doch der Firma zu überlassen, wurde allgemein mit Überraschung aufgenommen
Lt. Auskunft von Frau Narziss hätte es bei einer weiteren Weigerung von Herrn K noch die Möglichkeit gegeben, rechtliche Schritte einzuleiten; dies wollte sie jedoch vermeiden, sonst hätte es für Herrn K wahrscheinlich keine Beförderungsmöglichkeit mehr gegeben.
Frau Vera erwiderte: "So einfach ist das nicht. Herr K hat die Domain ordnungsgemäß erworben."
Der örtliche Personalratsvorsitzende erkundigte sich nun, wer in Zukunft die Arbeit von Herrn K übernehme;
Herr Freeloader erklärte sich bereit, die Homepage zu übernehmen und ihm wurde dafür bereits für das ganze Jahr Dienstzeitermäßigung zugeteilt.
Der Personalratsvorsitzende sagte, er wolle mit Herrn K noch mal sprechen, bevor alles an Herrn Freeloader übertragen werde; die Arbeit von Herrn K müsse man würdigen. Man solle ihm auch die weitere Mitarbeit anbieten, damit er sich nicht abgeschoben fühle. Dieser Meinung schlossen sich die Sitzungsteilnehmer an, und man machte den Vorschlag, dass man in Zukunft die Homepage im Team gestalten könne. Herr K könne auch jederzeit die Homepage zusammen im Team weiterbetreuen.
Nachdem es nun fast so aussehe, dass Herr K unter Druck gesetzt wurde und nun die Opferrolle einnehme, bat Frau Narziss Herrn Freeloader zu erzählen, wie es in den letzten Wochen bzw. Monaten zu Unstimmigkeiten zwischen den beiden Systembetreuern gekommen sei.
Herr Freeloader berichtete Folgendes: "Mit Herrn K kann man nicht reden. Er wird beleidigend, wenn niemand dabei ist. Was glauben Sie, wie viele stundenlange Kämpfe wir im letzten Schuljahr wegen der Einrichtung hatten. Er lässt sich von seiner Meinung nicht abbringen. Es kann nicht sein, dass er seinen Ärger an mir auslässt. Außerdem machte er immer Dinge, die ich bei den Kollegen

ausbügeln musste oder ich musste schweigen, wie z.B. bei dem Vorfall, wo das Gästebuch der Firma abgeschaltet werden sollte und er dies erst nach 14 Tagen machte.“
Frau Narziss informierte die Sitzungsteilnehmer, dass sie sich erkundigt habe, dass man eine Homepage professionell gestalten lassen könne. Dann könnten diese Homepage einige Mitarbeiter benutzen, wie z.B. evtl. Frau Narziss, Frau Vera, Die Betriebspsychologin, Frau Streber. Auch habe sie in einem Gespräch Herrn K einmal gefragt, warum er die viele Arbeit und die Kosten der Homepage auf sich genommen habe. Die Antwort von Herrn K lautete: der Grund sei der Dank der Lehrlinge.
Frau Narziss bezweifelt dies; sie glaubt, dass andere Gründe ausschlaggebend sind. Jeder könne sich darüber seine eigenen Gedanken machen. Vielleicht meine Herr K, dass er unersetzlich sei.
Nachdem Frau Vera von der Chefin gefragt wurde, was sie zu dem Vorfall zu sagen habe, erwiderte diese: "Es ist schon alles gesagt. Die Ursache für die Reaktion von Herrn K ist vielleicht folgender: Frau Narziss Sie haben zu Beginn des letzten Jahres fast alle Kolleginnen und Kollegen gefragt, wie innen die Homepage gefällt und bemerkt, dass Ihnen die Homepage überhaupt nicht gefalle. Erst zum Schluss haben Sie dann Herrn K darauf angesprochen. Vielleicht ist das der Grund, dass er dann auf stur geschaltet hat."
Frau Narziss sagte: "Ich meinte die Titelseite" und erklärte, dass sie sich dafür bei Herrn K bereits entschuldigt habe. Das Problem liege woanders.
Herr Freeloader fragt: "Warum reitet er nur immer auf mir rum.“
Frau Vera meinte, dass Herr K die Sache vielleicht so sieht: Jetzt habe ich ihn überall eingeführt und nun fällt er mir in den Rücken.
Der örtliche Personalratsvorsitzende und Frau Vera waren der Auffassung, dass man Herrn K seine Entscheidung, die Domain der Firma zu überlassen, anrechnen müsse. Außerdem solle man es positiv sehen, dass er etwas aus der Hand gegeben hat, was ihm sehr wertvoll ist.
Erneut berichtete nun Herr Freeloader von seinem Zwist mit Herrn K. Er könne auch nicht nachvollziehen, warum es immer Streit gibt. Herr K beharre immer auf seiner Meinung und kennt kein Einlenken. So seien sie z.B. auch unterschiedlicher Meinung über den Modellversuch mit den Lehrlingen. Herr K befürwortet den Modellversuch, Herr Freeloader sieht es als reine Zeitverschwendung. Herr Freeloader erklärte, dass er eigentlich keine Zusammenarbeit mit Herrn K mehr wolle.
Frau Narziss sagte in Bezug auf Herrn K: "Von einem Funktionsträger muss man Kooperation erwarten und nicht immer ein Nein".
Zum Schluss der Sitzung erklärte Frau Narziss, dass sie Herrn K um seine Mitarbeit bei der Homepage bitten werde. Sie wird unter demselben Namen mit einem Programm so arbeiten, das dann transparent ist und wo jeder mitarbeiten kann.

Dieses Protokoll hält wie ein

Gruppenfoto

die wahren Gesichter der Beteiligten fest, ist für K der wichtigste Beleg dafür, dass er mit seiner rückblickenden Einschätzung richtig liegt:

Narziss, die mit gepresster Stimme an ihr Manuskript geklammert, die Arbeit Ks schlecht redete, wie von Sinnen mit den Fingerknöcheln beider Hände auf die Tischplatte eintrommelte, als K ihr die Webseite übereignet hatte.
Die Freude schlug dann schnell wieder um in den gewohnten Hass (mit dem sie Freeloader ansteckte und anstachelte sein Verleumdungsgift gegen K zu verspritzen), indem sie K niedrige Beweggründe unterstellte (damit aber nur ihre eigenen Handlungsprämissen beschreibt), die feindliche Übernahme längst geplant hatte, die bereit war, bis zum Äußersten zu gehen, den Fall der obersten Rechtsabteilung zu übergeben, die Karriere Ks zu vernichten.
(Inzwischen ist sie über das Ziel von damals weit hinausgeschossen, hat nicht nur die Kariere vernichtet, sondern das Leben Ks gleich mit.)

Freeloader, der mit seinen Verleumdungen gegen K hetzt und die Grundlagen für das Mobbing liefert, schon als Vorschuss Dienstzeitermäßigung für die Pflege der Webseite einstrich. Der K kriminelle Machenschaften unterschob, die er vor Jahren begangen haben sollte. – Ein intrigantes Verhalten, das man sonst nur Frauen unterstellt.
K konnte einfach in Sachen logischer Folgerungen nicht nachgeben, denn dann hätte sich der Satz bewahrheitet:
Wenn der Klügere nachgibt, regieren die Dummen.

Der Personalrat Klepper, der in letzter Zeit nicht einmal seine Rolle als Vergnügungswart wahrnahm und Probleme am liebsten unter den Teppich kehrt, der immer als letzter die Firma betrat, sie dafür schon vor dem Sirenenton als erster verließ um zu seinen Stuten zu kommen (deren Psyche so einfach gestrickt ist, dass auch er sie versteht) und den Wägelchen, die er hinten dran hängt.

Die Psychologin, die ihr Gesicht wegdrehte, nichts sagte, obwohl sie sehr wohl hörte.
„Qui tacet, consentire videtur" wusste man schon in der Antike. Heute versteht man diese Aussage als Kritik an mangelnder Zivilcourage: Wer wegschaut und schweigt, macht sich durch seine scheinbare Einverständniserklärung mitschuldig.
(Sie benutzte K gerne als Sündenbock, wenn es um pubertäre Mädchenquerelen unter den weiblichen Lehrlingen ging. Dann war er mit seinem Gästebuch auf der Webseite schuld an allem. Später zeigten dann zufällig gefundene und ihrerseits widerrechtlich gelesene Tagebücher eindeutig, dass das Problem nicht das Medium war.)

Dagegen Vera mit ihrer charaktervollen Aufrichtigkeit. Er läßt ihr den Vortritt, als es um die Besetzung der Leitung einer Filiale geht. Sicher wäre sie sonst an Stelle Ks draufgegangen, gar mit dessen Wissen. Diese Schuld wollte K jedenfalls nicht auf sich laden.

Frankl unterscheidet in seiner Wiener Rede zwischen zwei Menschentypen, quer durch alle Rassen, Geschlechter und Nationen:
die Anständigen und die Unanständigen.
Vera zählt zu den Anständigen

Und nicht zuletzt die wahrheitstreue Chefsekretärin. Sie war (neben einigen Lehrlingen) die einzige, die K „Gute Besserung" wünscht.

Von einer „Mitarbeit" an einer neuen Webseite erfährt K erst aus diesem Protokoll. Er fühlt sich verhöhnt und gedemütigt.
K soll also seinen Ferrari, die Webseite, nicht nur hergeben, soll andere fahren lassen, sondern man erwartet von ihm selbstverständlich auch noch denen das Fahren beizubringen, würde ihm aber immerhin noch erlauben, das Fahrzeug zu pflegen und voll zu tanken – für Leute, die nicht einmal User sind, sondern Looser, die über das WYSIWYG (what you see is what you get)-Stadium nie hinaus kommen werden.

Damit verschwand die Webseite zunächst einmal für ein halbes Jahr, die gesetzte Frist von sechs Wochen wurde nicht eingehalten. Als K Narziss auf den Schaden für die Firma aufmerksam machte, der durch das Abspringen von Interessenten entstand, spottete sie, der Auftrag sei einer Firma übergeben, der man nicht dreinreden wolle, der man vollkommen freie Hand ließe.
Auch tauchte, entgegen den Abmachungen, als Besitzer der Domain nicht der Firmenname, sondern der von Narziss auf.

Hunderte von E-mails veranlassten Herrn K eine neue Internetpräsenz zu schaffen und das gewohnte Material für die Fachkollegen und Lehrlinge erneut zur Verfügung zu stellen. Auch diese zusätzliche Arbeit belastete ihn bis über die Grenzen des Machbaren.

K dachte, er könne die Verleumdungen Freeloaders, die jetzt auch noch schriftlich dokumentiert sind, zurechtrücken und bewirkt die Einberufung einer

Sitzung

an der Freeloader, K, der Personalrat Klepper und die Chefsekretärin teilnehmen.

Im ersten Punkt belegte K, den wahren Ablauf der sofortigen Schließung des Gästebuches, hatte das uralte Protokoll, das damals von Vision, der sofort aus der Bezirkshauptstatt gekommen war, angefertigt wurde hervorgekramt. Daraufhin forderte er zum ersten mal: „Ich erwarte mindestens, dass Herr Freeloader die rufschädigende Verleumdung vor dem Personenkreis, vor dem er sie geäußert binnen vier Wochen widerruft", und fuhr dann fort:
„Seit de Einführung der Computerarbeit bei der Lehrlingsausbildung 2001 unterstütze ich Herrn Freeloader mit meinem Material und mit meinem Wissen besonders auf dem Gebiet CAD. Im Juli 2003 erwirkte ich einen Termin beim Bezirksleiter Vischen. Ich stellte ihm Freeloader vor, bat ihn zum Bezirks-Mitarbeiter zu machen und trat ihm mir zustehenden Ermäßigungsstunden ab. In den Jahren 2003 bis 2005 bekam Herr Freeloader die Hälfte meiner Ermäßigungsstunden als Systembetreuer obwohl ich alleine die Arbeit verrichte.
Herr Freeloader behauptet dass ich ihn und andere Kollegen schlecht behandle und erklärt vor der Chefin und anderen Kollegen, dass er eigentlich keine Zusammenarbeit mit mir mehr wolle. Was beabsichtigt Herr Freeloader damit? Wüscht er wirklich, dass ich die Zusammenarbeit mit ihm beende?" Freeloader schaut unbeteiligt aus dem Fenster.
„Auch habe ich Herrn Freeloader nie wissentlich beleidigt. Er hat sich auch nie dahingehend mir gegenüber geäußert. Er beklagt sich jedoch wiederholt bei der Firmenleitung und behauptet vor Kollegen ich würde ihn beleidigen wenn niemand dabei wäre. Herr Freeloader wählt auch hier keinesfalls den geeigneten Ansprechpartner. Auch hier erwarte ich, dass er die rufschädigende Verleumdung vor dem Personenkreis vor dem er sie geäußert hat, widerruft.", forderte K zum zweiten mal.
„Der Modellversuch mit der Lehrlingsausbildung findet auf einer Ebene statt, auf die Herr Freeloader keinen Einblick hat (Landesebene). Herr Freeloader hat nichts zum Modellversuch beigetragen, als mit meinem Material und meinem Lehrplan zu unterrichten. Beim ersten Bericht, den ich im Juli 2005 dem Kultusministerium vorlegte, hatte Herr Freeloader die Gelegenheit, sich zu seiner Erfahrung mit dem Unterricht zu äußern. Seine Stellungnahme war sehr positiv. Herr Freeloader vertritt jetzt gegenüber der Firmenleitung und anderen Kollegen die Meinung, das Pilotprojekt sei reine Zeitverschwendung. Herr Freeloader bezeichnet meine Arbeit damit rufschädigend als wertlos. Ich erwarte auch in dem dritten Punkt, dass er die Verleumdung vor dem Personenkreis vor dem er sie geäußert hat widerruft."
Freeloader stritt alles ab, bezichtigte K der Lüge, leugnete in allen drei Punkten, bis ihm die Chefsekretärin das Protokoll des Tribunals vorlegte.

Eine Entschuldigung fand nicht statt. Zwar berief der Personalrat dazu eine Sitzung ein, Freeloader jedoch bleibt stumm.
„Da ist wohl damals einiges nicht richtig gewesen, was Herr Freeloader gesagt hat.", ergreift der Personalrat das Wort. „Herr Freeloader möchte das zurücknehmen." Mit einem Kopfnicken ist dann die Sache abgetan.

Der Neubau des Firmengebäudes, den Verymuch initiiert hatte, war jetzt in vollem Gange. Für die neue EDV-Anlage hatte K zusammen mit einer Firma, spezialisiert auf Netzwerkplanung, die

Projektierung

übernommen.
In stundenlangen abendlichen Sitzungen wurde ein Konzept erarbeitet, bis K von Narziss untersagt wurde, mit Firmen zu verhandeln. K musste ihr die Vorschläge geben, die sie dann den Firmen unterbreitete. K versuchte unter unendlichem Mehraufwand stundenlang Narziss die Sachverhalte zu erklären, die sie dann weitergab.
Die Firmen kamen sich vor wie bei dem Spiel „stille Post“, da Informationen, wenn überhaupt, dann nur verfremdet bei ihnen ankamen. Hätten sie nicht auf eigene Kappe die direkten Verhandlungen wieder aufgenommen, wäre das Projekt sicher gescheitert, denn einer sorgfältigen Planung ist das Gelingen auf Gedeih oder Verderb ausgeliefert.
Zunächst wurde eine vollkommene, (das heißt auch eine physikalische) Trennung des Netzes der Chefetage und des restlichen Firmennetzes festgelegt. Weiterhin wurde verfügt, dass die ausführende Firma nach Beendigung ihrer Arbeit sich aus dem Netz vollständig zurückziehen müsse, um die Datensicherheit zu gewährleisten. Systembetreuer und leitende Angestellte wurden aus demselben Grund verpflichtet, ihre Passwörter wöchentlich zu ändern.

Beim Umzug veranlasste K als

Datenschutzbeauftragter

die vertraulichen Mitarbeiterakten nicht in Umzugskisten über Nacht im Durchgang für jeden zugänglich stehen zu lassen. Er ließ zuerst einen Stahlschrank in einen absperrbaren Bereich des Neubaus transportieren und darin die Akten unterbringen. Von einer Party zurückgekommen schrie Narziss K vor den Möbelpackern an: „Wer ist Filialleiterin, Sie oder ich? Anordnungen treffe nur ich, die Akten interessieren sowieso keinen.“

K konnte dann doch nicht verhindern, dass Narziss einige streng vertrauliche Personalakten im Wäschekorb mit nach Hause nahm.

Nach komplizierter, europaweiter Ausschreibung, wurde mit der Ausführung die

Firma PROFIT

beauftragt. Zur Mithilfe bei der Umsetzung der Projektplanung in die Tat war Freeloader anfangs nur schwer zu bewegen, dann gefiel er sich in der Rolle des Mauschlers.
Einerseits verschafft er sich und der Firma PROFIT Vorteile, beispielsweise durch die Einrichtung einer Fernwartung. Auch diesen Verstoß gegen die Vorgaben der Projektierung (zu deren Einhaltung er sich durch Unterschrift verpflichtet hatte), wo dieser Punkt ausdrücklich untersagt ist, musste er natürlich gegenüber K geheim halten.
Andererseits befand er sich plötzlich in Besitz eines Computers, der im Zuge der Ausstattung mit mehr als hundert baugleichen, besonders günstig herging.

Mit einem weiteren Gerät bestach er den Lehrling

Fätti.

Er und Narziss missbrauchen den Schutzbefohlenen als Spion gegen K.
Seit Fätti K beim Aufbau eines Versuchslabors aus alten Computern half, durfte plötzlich ein Abstellraum genutzt werden.
Fätti, der Linux-Fan, leistete als Tutor dabei einen wichtigen Beitrag zur Lehrlingsausbildung.
Nach jeder Übung wurde er jedoch von Narziss über K befragt.
Eines Tages säuselt Sie K ins Ohr (vorwiegend und mit Absicht in das taube, linke): „Einer ihrer Lehrlinge hat solche Gewissensnöte, dass er gegen die Vorschriften seinen eigenen Computer mitgebracht hat und ins Netz gebracht."
(Die Betriebspsychologin hatte schon vorher mit K über diese ‚Gewissensnöte' des Spions gesprochen, Fätti geraten, doch mit K selber zu sprechen. Dazu fehlte dem jedoch der Mut.)
K: „Welchen Lehrling meinen sie?" „Ach ich kenne seinen Namen nicht, das sind so viele."
„Sie wissen ganz genau, von wem sie sprechen. Fätti hat tatsächlich seinen Rechner mitgebracht, auf dem das Betriebssystem Linux installiert ist. Wir sind damit auch ins Netz gegangen. Aber nicht ins Firmennetz, sondern ins Internet."

Der wiederholt vorgetragenen Bitte, K, seine Arbeit überhaupt und insbesondere als

Systemadministrator

ungehindert verrichten zu dürfen, kam Narziss nicht nach. Sie versuchte auch bei komplizierten Sachverhalten mitzureden.
Sie boykottierte notwendige Arbeiten, indem sie den Geldhahn zudrehte. Unterstützt wurde sie von Freeloader, der sich weiterhin über K bei ihr beschwerte und ihn weiter verleumdete. (Freeloader hielt sich ständig in ihrem Dienstzimmer auf, war hauptsächlich damit beschäftigt, Narziss beim Umgang mit Standardsoftware auf ihrem PC Nachhilfe zu erteilen, ja ihr täglich neu zu zeigen, wie man den einschaltet und das Passwort eintippt.)
Als K das seltsame Verhältnis, das sich auf nahe beieinander liegender (Un-)Wissens-Stufe entwickelte sah, beschloss er, Freeloader die Administration des Netzes auf der Chefetage zu übertragen.
Da hatte er erneut den Bock zum Gärtner gemacht.
K nahm Freeloader mit auf einen Lehrgang, um sich als Systembetreuer zu zertifizieren. Das scheitert beinahe an der zu leistenden Zuzahlung [schützt bei Apotheke oder Arztbesuch bis hin zum Wägelchen des Supermarkts vor Missbrauch] von hundert Euro, einem lächerlichen Betrag, wenn man die eigentlichen Kosten, eine Summe im vierstelligen Zahlenbereich berücksichtigt.

Auch der junge Kollege Kuckuck hatte sich in der Verwaltungsetage festgesetzt, wichtige Aufgaben übernommen und durch Abkapselung seines Wissens eine ihm nicht zustehende Machtposition erworben.

Freeloader und Kuckuck wurden von Narziss dann in weitere Fortbildungen für Systemadministratoren geschickt, K wurde nicht einmal davon in Kenntnis gesetzt.

Neumd hatte dafür gesorgt, dass K nicht mehr zu den Abteilungsleitertreffen in Kloster Alp, zu denen er sich angemeldet hatte, zugelassen wurde. Informationen aus erster Hand waren damit nicht mehr möglich. Erst die dritte Nachfrage wurde nicht mehr ignoriert: Neumd teilte K mit, er sei kein Fachmitarbeiter mehr. Die Verantwortung dafür trüge Vischen. Der habe K ohne dessen Wissen wie eine Schachfigur nach Gutdünken willkürlich hinausgeschoben.
Im Endeffekt war es egal, wer wem die Schuld zuschob: K musste auch hier den Löffel abgeben, wurde weggedrängt von dem Karren, den er beladen hatte und so lange geschoben.

Die Abteilungsleiter aus den anderen Regierungsbezirken reagieren bestürzt. Sie wurden von Freeloader dahingehend informiert, K hätte Schwierigkeiten bekommen und sich aus der Arbeit zurückgezogen.
Erst durch viele Emails konnte sie K davon überzeugen, dass er für das gemeinsame Fachgebiet so viel arbeite wie nie zuvor und er sich wirklich nichts zu Schulden kommen hätte lassen. (Heute wünscht sich K manchmal, er hätte wirklich etwas verbrochen: „dann wüsste ich wenigstens für was ich so sehr mit meinem Leiden gestraft bin.")

[Durch die Dauer und Häufigkeit negativer Handlungen lässt sich Mobbing von alltäglichen Konflikten oder "Alltagsstress" abgrenzen. Das Fatale daran: bis Mobbing eindeutig festgestellt werden kann, sind meist schon unzählige Verletzungen erfolgt, die Heilungschancen nur noch gering.

Mobbing in vier Schritten
1. Beschuldigung: Die Suche nach einer Beschuldigung ist einfach: sie muss ja nur aus der Luft gegriffen werden.
Vor reinen Behauptungen und Unterstellungen wird nicht Halt gemacht.
2. Verbündete: Es eignen sich Mobbing-Partner wie Freeloader, die nur einseitig vom Mobber instruiert sind, sich persönliche Vorteile verschaffen, indem sie das Opfer diffamieren. Sie ermöglichen erst ein tief greifendes Mobbing und tragen die Hauptschuld an dem Vergehen.
3. Attacke: Es wird eine möglichst unangenehme Situation für das Opfer geschaffen (Tribunal). Ein Überraschungsmoment ist dabei dem Angriff nur dienlich. Der Gemobbte soll wie ein Angeklagter als Einzelperson, meist vor einer Gruppe, in die Defensive getrieben werden. Da die Beschuldigung absurd ist, wird eine Verteidigung nahezu unmöglich. Es geht ja ohnehin nicht um die sachliche Klärung eines Problems.
4. Ergebnis: Das Ziel, dem Gemobbten zu schaden wird fast immer erreicht. Dieses Erfolgserlebnis dient dem Mobber als positive Verstärkung um mit neuem Einsatz weiter zu mobben. Erst die vollständige Beseitigung des Opfers kann einen Schlusspunkt setzen.

37 % aller bekannt gewordenen Mobbingfälle sind durch Vorgesetzte verursacht worden und in 10 % aller Fälle gehen sie gemeinsam mit Kollegen und Kolleginnen gegen die Betroffenen vor. Erfahrungen von Praktikern aus der Mobbingberatung gehen sogar von einer viel höheren Beteiligungsrate der Vorgesetzten aus (bis zu 80 %)
Was sind die Gründe, dass Vorgesetzte einerseits ihre Fürsorgepflicht gegenüber den Mitarbeitern und Mitarbeiterinnen verletzen und darüber hinaus durch ihr Verhalten eine Arbeitsatmosphäre schaffen, in der sich die Leistungsbereitschaft und -fähigkeit der Gemobbten drastisch verringert?

Ein Erklärungsansatz geht davon aus, dass Mobbing ein Fehlverständnis von Führungsverhalten zugrunde liegt. Wie im Tierreich, wo das Leittier im Rudel immer wieder einzelne ohne erkennbaren Grund beißt oder auf andere Weise attackiert, um die eigene Machtposition zu unterstreichen, so demonstrieren oft auch Vorgesetzte ihre Machtbefugnisse, indem sie willkürlich Untergebene schikanieren.
Das Herausgreifen von Untergebenen für Mobbinghandlungen kann auch eine Möglichkeit sein, um eigene Unzulänglichkeiten zu kaschieren. Der Gemobbte fungiert dann als Sündenbock.
Auch das direkte Weitergeben von „Druck von oben" wird von Vorgesetzten angewendet, um eigene Frustrationen abzubauen.
Häufig sind Ängste ein zentrales Motiv, wenn Vorgesetzte typische Mobbinghandlungen als Notlösung einsetzen, um damit scheinbar die angsterzeugende Situation zu entschärfen.

Berndt Zuschlag hat aus seiner intensiven Auseinandersetzung mit der Mobbing-Problematik folgende möglichen Ängste von Führungskräften in Bezug auf Mitarbeiter und Mitarbeiterinnen herausgefunden:

Angst vor Autoritätsverlust und Machteinbuße im Unternehmen.
Angst davor, dass ihnen Mitarbeiter/Mitarbeiterinnen „auf der Nase herumtanzen" könnten.
Angst davor, dass sich Mitarbeiter/innen über offenkundige Schwächen der Führungskraft lustig machen und das womöglich noch für ihre Karriereentwicklung wichtigen Führungskräften zutragen.
Angst vor der Informationsweitergabe, weil sie fürchten, durch Verlust des Wissensvorsprungs in eine existenzbedrohende Defensive zu geraten.
Angst davor, von anderen für nicht ausreichend informiert, unfähig oder sogar dumm gehalten zu werden.
Angst davor, dass andere den Eindruck gewinnen könnten, sie seien ihrer (Arbeits- oder Führungs-) Aufgabe nicht gewachsen.
Angst davor, dass ihr pädagogisches Geschick zur sachgerechten Anleitung, Kontrolle und Führung der ihnen zugeordneten Mitarbeiter/innen nicht ausreicht.
Angst davor, dass unzureichend angetriebene Mitarbeiter/innen faulenzen.
Angst vor Intrigen der Mitarbeiter/innen denen sie sich nicht gewachsen fühlen.
Angst davor, dass Mitarbeiter/innen die Führungskraft aus ihrer Position verdrängen.
Angst vor Imageverlust gegenüber Mitarbeitern/innen und Vorgesetzten.

Wenn Mobbing von oben nach unten erfolgt, dann sollte nicht nur der Schaden gesehen werden, der dem Unternehmen durch Minderleistung, Fehlzeiten usw. entsteht (nicht zu vergessen die Folgen für die Betroffenen), sondern auch der Nutzen, den Unternehmen möglicherweise aus Mobbing ziehen können.
Für viele Beteiligte ist es ein Tabu, offen in Erwägung zu ziehen, dass Mobbing auch als personalwirtschaftliches Instrument zum Personalabbau eingesetzt werden kann. Ist ein/e Mitarbeiter/in lange genug dem Psychoterror am Arbeitsplatz ausgesetzt und weiß sich innerbetrieblich nicht mehr zu helfen, dann kann es leicht zur Selbstkündigung kommen. Das erspart dem Arbeitgeber die Zahlung einer Abfindung und/oder die aufwendige Prüfung der Sozialverträglichkeit von betrieblichen Kündigungen.]

Kolhas bat Neumb um Hilfe. Der gabt ihm einen Termin in der Bezirkshauptstadt, hörte ihn wenigstens an.

Hilfe war jetzt nur noch vom Landespersonalrat zu erwarten. Der war mit den Praktiken von Mobbing vertraut und befasste sich eingehend mit den Problemen.

K handelte auch hier nicht hinter dem Rücken von Narziss, wollte dort eine gemeinsame Besprechung. Dort beschrieb er die Situation der permanenten Behinderung seiner Arbeit, die inzwischen durch ununterbrochene Mobbingangriffe unerträglich geworden sei.
Der Hauptpersonalrat stellte fest, dass es zwischen den Parteien nur moderierte Gespräche geben dürfe, wozu er persönlich gerne bereit wäre.

Zuletzt konnte er bei der Landesleitung einen Termin erwirken:
Der Psychologe der dem obersten Personalchef zugezogen wurde, sah nur noch die Möglichkeit einer „Scheidung“.
K wurde angeboten, an eine andere Filiale zu wechseln. Er müsse die „Kosten der Scheidung“ tragen, da er kein Verfahren gegen Narziss eingeleitet habe.
Außerdem sei bis dahin ein unbedingtes Stillhalteabkommen zwischen den Parteien zu schließen.

K willigte ein, war zuversichtlich, da sich seine Situation nur noch verbessern konnte.

In jener Zeit war es, da ich K in Manfred von Linpruns Kunstausstellung „Licht“ traf und seine Geschichte kennen lernte.
Da glaubte ich an ein Happyend von sich im Licht auflösenden Problemen, denn K hatte dieses Licht auf den Wangen, auf der Stirn und in den Augen.

K sprach nicht über sich selbst und seine

Leiden

Er befürchtete, dass sie ihm als seine persönliche Schwäche ausgelegt würden.
Auch würden sie seine Peiniger als einen Erfolg für sich verbuchen.

Jeder Mensch erlebt wohl depressive Phasen, etwa durch einen Trauerfall:
Als der Bruder Ks starb, war zunächst die Beerdigung zu organisieren. Als die äußere Anspannung vorüber war, brach der Überdruck aus dem Inneren.
K rief: „Herr, wärest du hier gewesen, dann wäre mein Bruder nicht gestorben!"
Die angestauten Tränen konnten heraus. Im Rückblick spricht K von einer wohltuenden Anfangsphase seiner Trauerarbeit.
Heute wünscht er sich, endlich wieder losheulen zu können.

Er musste feststellen, dass es da noch viel Schlimmeres gab:
Die lebensbedrohenden Depressionen, (einer Pest unserer Zeit, die sich nicht in Beulen äußert, über die man sich aus Scham selbst nicht äußert) in die der Leidensweg für K und seine Angehörigen gipfelte.
Immer öfter und länger verließ Kolhas die Fähigkeit rational denken zu können.
Er wurde zusehends von negativen Emotionen und Angst geleitet.

> [Angst ist ein menschliches Grundgefühl, welches sich in als bedrohlich empfundenen Situationen als Besorgnis und unlustbetonte Erregung äußert. Auslöser können dabei erwartete Bedrohungen etwa der körperlichen Unversehrtheit, der Selbstachtung oder des Selbstbildes sein. Begrifflich wird dabei die objektunbestimmte Angst von der objektbezogenen Furcht unterschieden. Weiterhin lässt sich die aktuelle Emotion *Angst* unterscheiden von der Persönlichkeitseigenschaft *Ängstlichkeit*, also häufiger und intensiver Angst zu fühlen als andere Menschen.
> Evolutionsgeschichtlich hat die Angst eine wichtige Funktion als ein die Sinne schärfender Schutzmechanismus, der in tatsächlichen oder auch nur vermeintlichen Gefahrensituationen ein angemessenes Verhalten (etwa Flucht) einleitet.
> Da die Kosten einer Flucht gering sind (wenige hundert kcal), die Kosten einer übersehenen Bedrohung aber sehr hoch sein können (Tod), ist die „Alarmanlage" Angst sehr empfindlich eingestellt, was in vielen Fehlalarmen resultiert.
> Angst kann sowohl bewusst als auch unbewusst wirken. Entstehen durch Angst andauernde Kontrollverluste oder Lähmungen, wird von einer Angststörung gesprochen.[1]]

K berichtet: „Wenn der Logos zu mir zurückkam, versuchte ich gegen den Zustand der Depression anzugehen.
Als sich beispielsweise die Sehnsucht nach dem Tod in immer waghalsigeren Motorradfahrten äußerte, musste meine geliebte Maschine weg. Noch in derselben Stunde habe ich sie zum Schleuderpreis verkauft." – Den vierzehnhunderter Reiskocher, den K liebevoll „Trude" nannte. Zuerst war der Händler misstrauisch. Da er K als solventen und seriösen Kunden kannte, griff er dann doch sofort zu, stand mit Viehtransporter und Bargeld vor der Türe.
(Wird K an seinen motorisierten Untersatz erinnert, glänzen seine Augen noch einmal, um augenblicklich wieder zu brechen, als ob ein Stein die Wasseroberfläche trifft. Dabei ist es nicht das Stück Metall, sondern die Erinnerung an ein Glücksgefühl, einem intensivem Erleben von Luft und Duft der Landschaft, einer großen Freiheit der Fortbewegung, bei der Mensch und Maschine zur Einheit verschmelzen: „Das kann niemand nachvollziehen, der es nicht selber erlebt hat.")

> [Hansjörg Znoj, Extraordinarius für Klinische Psychologie in Bern beschäftigt sich (in seinem Buch „Die Psychologie des Motorrads") mit dem Zusammenwirken von Mensch und Maschine. Er spricht da im Sinne Jüngers von einer Symbiose oder einer neuronalen Verknüpfung. Mann und Motor verschmelzen im Laufe der Zeit zu einem einzigen Lebewesen. Beim Motorradfahren ist der ganze Körper mit allen seinen Sinnesorganen aktiv wobei das Nachdenken über die eigene Tätigkeit und die eigene Situation abgeschaltet ist.[3]]

Schließlich konnte sich K aber nicht mehr selber helfen. Auch trotz massiver professioneller Hilfe besserte sich sein Zustand kaum, da die Mobber ihn nicht in Ruhe ließen, als er schon kaum noch lebte, sondern weiter, bis von oberster Stelle her, auf ihn einstachen.

[Depressiv (v. lat.: *deprimere* "niederdrücken") bezeichnet umgangssprachlich einen Zustand psychischer Niedergeschlagenheit.
Dabei ist der Bogen für diesen Begriff weit gespannt. Haben die Saiten einer Geige nicht die richtige Spannung, klingt sie mehr oder weniger verstimmt. Ist jedoch der Hals der Geige gebrochen, kann man an den Wirbeln drehen, wie man will, es hilft alles nicht mehr.
Als medizinischer Begriff (Diagnose) wird die Depression zu den affektiven Störungen gezählt. In der gegenwärtigen psychiatrischen Terminologie (ICD 10) lautet die Krankheitsbezeichnung depressive Episode. Dabei bleibt offen, ob die Krankheit reaktiv, neurotisch oder endogen entstanden ist. Die Diagnose wird nach Symptomen und Verlauf gestellt.
Der Körper ist das materielle Gefäß für die Seele. Brodelt sie zu sehr bekommt das Gefäß Risse in Form von Krankheiten. Man spricht hier von *somatisierter Depression* (auch maskierte bzw. larvierte Depression genannt). Sie ist eine depressive Episode, die mit körperlichen Beschwerden einhergeht: Hörsturz, Tinnitus, Schlafstörungen, Stoffwechselstörungen Rückenschmerzen, Kopfschmerzen, Beklemmungen in der Brustregion – hier sind nur einige der unterschiedlichsten körperlichen Symptome genannt, die als „Präsentiersymptome“ einer Depression möglich sind.
(An dieser Stelle möchte ich die These aufstellen, dass alle Krankheiten psychosomatische Faktoren besitzen.)

„Weder für die Schizophrenie noch für die Depression sind auch nur Erklärungsansätze da, was da (aus neurologischer Sicht) nicht funktionieren könnte. Entsprechend hilflos ist auch die Therapie. Alles was dort angewendet wird, ist auf Versuch und Irrtum entstanden“, muss auch Wolf Singer[10] eingestehen.

Andreas Meyer-Lindenberg (Direktor und Vorstandsvorsitzender des Zentralinstituts für Seelische Gesundheit in Mannheim und lehrt Psychiatrie und Psychotherapie an der Universität Heidelberg):
Angesichts des riesigen Forschungsbedarfs bei psychischen Störungen und der dramatischen Folgen für Betroffene und Gesellschaft ist gerade hier eine langfristige Förderung nötig. Nur wenige geben offen zu, an einer psychischen Erkrankung zu leiden. Die Zahlen jedoch sagen deutlich: Im Zeitraum von einem Jahr hat jeder Vierte eine behandlungsbedürftige psychische Störung. Während viele körperliche Erkrankungen sich wesentlich erst am Lebensende auswirken, treffen psychische Störungen oft Menschen in den aktiven Phasen des Lebens, in der Ausbildung und im Erwerbsleben. Viele Störungen verlaufen chronisch. Psychische Erkrankungen sind daher die häufigste Ursache für Arbeitsunfähigkeit ebenso wie für das Ausscheiden aus dem Erwerbsleben. Insgesamt erzeugen psychische Störungen eine nahezu ebenso große Krankheitslast (44 Prozent) wie alle körperlichen Erkrankungen zusammen. In Europa entstehen so Kosten von mehr als 290 Milliarden Euro jährlich. Viele Folgeerkrankungen und das Leid der Betroffenen und Angehörigen sind in diesen Zahlen nicht erfasst. Die bestmögliche Vorbeugung und Behandlung psychischer Störungen und damit die Sicherung gleichberechtigter Lebenschancen für psychisch kranke Menschen sind eine zentrale Aufgabe unserer Gesellschaft. Es gibt keine Gesundheit ohne psychische Gesundheit. Nirgendwo in der Medizin ist der Bedarf an Forschung größer, sind aber auch die Chancen zur Verbesserung der Vorbeugung, Behandlung und Rehabilitation besser als bei den psychischen Störungen. Die vorhandenen Therapien sind oft gut, aber noch nicht gut genug. Bis zu

einem Drittel der Betroffenen erfahren keine nachhaltige Besserung. Viele Behandlungen haben starke Nebenwirkungen. Trotz aller Anstrengungen sterben Menschen mit schweren psychischen Erkrankungen im Mittel mehr als zehn Jahre zu früh, denn weniger als die Hälfte der Erkrankten erhalten eine kunstgerechte Therapie.
Die Strukturen zu verbessern und weiterzuentwickeln, erfordert einen Dialogprozess zwischen Nutzern, Therapeuten, Kostenträgern und der Politik. Fortschritte in der Grundlagenforschung versprechen schonendere, individualisierte und wirksamere psychotherapeutische und biologische Verfahren.
Diese Erfolge kommen jedoch nicht von selber, sondern erfordern gezielte und strategische Förderung. Die wesentlichen Innovationsansätze der vergangenen Jahre sind aus der akademischen Forschung und nicht aus der Industrie gekommen. Die wichtigen und langfristigen Aufgaben überfordern jedoch die Möglichkeiten der heute existierenden Forschungsinstitutionen. Wir brauchen daher dringend auch ein Deutsches Zentrum für psychische Störungen. Es gibt angesehene außeruniversitäre und universitäre Institute, die sich für dieses Konzept ideal eignen. Mit therapierelevanter Grundlagenforschung und innovativen Strategien für den Abbau von Stigmatisierung und zur Verbesserung der Versorgungslandschaft wird ein solches Zentrum einen nachhaltigen und entscheidenden Beitrag zur Teilhabe eines großen Anteils der Bevölkerung leisten können.[3]

Ärztliche Kompetenz durch selbst erfahrenes Leid wird man auf diesem Gebiet eher selten finden. Im Zustand schwerer Depression könnte kein Mensch dem anderen helfen.]

Durch den erzeugten Stress erlitt K als erste körperliche Beschwerde einen Hörsturz. Er befolgte den ärztlichen Rat zu sieben Wochen Kur nicht. Um seine Aufgaben weiter wahrnehmen zu können unterzog er sich abends zwanzig Behandlungen mit Infusionen, Magnet- und Sauerstofftherapie. Doch sein linkes Ohr blieb taub. Das Gehirn sorgte mit Brummen und Pfeifen für eine Ersatzfunktion. Es dauerte ein Jahr bis die Gleichgewichtsstörungen überwunden waren und Stimmen der Mitmenschen wieder geortet werden konnten. Nach zwei Jahren erst war Musik für K nicht nur Tortur.

[Charakteristisch und definierend ist ein plötzliches, meist einseitiges Auftreten des Hörverlustes. Auslösende oder verursachende Faktoren lassen sich nicht feststellen. Ein einseitiges Druckgefühl und ein Ohrgeräusch (Tinnitus) (meist hochfrequent) im betroffenen Ohr können erste Vorboten sein. Der Hörsturz ist niemals von Ohrenschmerzen (Otalgie) begleitet. Bei einer einseitigen, plötzlichen Hörminderung mit Ohrenschmerzen muss daher eine andere Erkrankung angenommen werden.
Parallel zur Hörstörung können andere Symptome auftreten: Ohrgeräusche (Tinnitus) – 80%; Druckgefühl im Ohr; Haut „wie betäubt“ oder „wie Watte“/wattig – durch die plötzlich fehlende akustische Rückkoppelung bei Berührung der Ohrmuschel, echte Hypästhesie nicht nachweisbar – 50%; Schwindelgefühl (Vertigo) – 30%; Doppeltonhören (Diplakusis) – ein Ton wird auf dem einen Ohr normal, auf dem anderen (erkrankten) Ohr höher oder tiefer gehört – 15%.

Ein idiopathischer Hörsturz im Sinne eines akuten idiopathischen sensorineuralen Hörverlustes liegt vor, wenn: ein Hörverlust des sensorineuralen Typs (Schallempfindungsstörung) auftritt, dieser Hörverlust sich innerhalb von 24 Stunden entwickelt, im Tonaudiogramm sich ein Hörverlust von mindestens 30 dB (Dezibel) über drei aufeinander folgende Oktaven nachweisen lässt, keine deutlichen vestibulären Symptome vorliegen (Schwindel) und keine anderen identifizierbaren Ursachen für den akuten Hörverlust vorliegen.

Die Diagnose Hörsturz ist eine Ausschlussdiagnose. Ein akuter Hörverlust wird dann als Hörsturz bezeichnet, wenn keine Ursachen für den plötzlichen Hörverlust festgestellt werden können.
Neben der Feststellung der Symptome durch die Befragung des Patienten werden verschiedene Untersuchungen zur Funktionsfähigkeit des Ohres durchgeführt. Mit der Otoskopie werden Gehörgang und Trommelfell untersucht. Die Funktionstüchtigkeit des Mittelohres wird mit der Tympanometrie überprüft. Mit der Tonaudiometrie wird das Ausmaß des Hörverlustes und die Art der Schwerhörigkeit bestimmt. Auch zur Kontrolle des Verlaufes ist ein Audiogramm unabdingbar. Weitere Untersuchungen wie die Messung otoakustischer Emissionen (OAE) erlauben eine Unterscheidung zwischen dem Hörsturz und der Schwerhörigkeit auf Grund einer Erkrankung des Hörnervs (= neurale Schwerhörigkeit).]

Zusätzlich stellten sich Migräneanfälle mit Lähmungen der linken Gesichtshälfte ein, die erst nur temporär war, jedoch dann dauerhaft eine Gesichtshälfte schädigte.

[Migräne gilt immer noch als geringfügige Befindlichkeitsstörung.
"Die Realität ist, dass Migräne immer noch durchgängig als lästig gilt und von Ärzten und Apothekern leider meistens nicht ernst genug genommen wird", sagte Dietmar Krause vom Deutschen Grünen Kreuz. Das Leiden ist chronisch unterdiagnostiziert und minder behandelt.
Wie Migräne entsteht beschreibt Prof. Dr. med. Dipl. Psych. Hartmut Göbel:
Fest steht, dass es nicht ein einzelner Faktor ist, der Migräne hervorruft.
Im Folgenden die „Neurologisch-verhaltensmedizinische Migränetheorie“, die das umfangreiche Wissen zur Migräneentstehung der letzten Jahrzehnte zusammenfasst.
Nach dieser Theorie besteht beim Migränepatienten eine angeborene Besonderheit der Reizverarbeitung im Gehirn - es steht ständig unter Hochspannung. Wenn nun bestimmte auslösende Faktoren (Trigger) zu plötzlich, zu lange oder zu intensiv hinzukommen, wird beim Migränekranken eine Kaskade von teils gleichzeitig ablaufenden physiologischen Änderungen in Gang gesetzt, die den Anfall bewirken.
Bei der Auslösung der Migräneattacken müssen Triggerfaktoren im Sinne eines „Anstoßens“ der Migräneattacke von den eigentlichen Ursachen streng getrennt werden. Während die Ursache in einer spezifischen übermäßigen Reaktionsbereitschaft des Organismus besteht, können Triggerfaktoren mannigfaltige Bedingungen sein, die die Migränekaskade in Gang setzen. Ein Großteil der Attacken kommt aus heiterem Himmel: Auch beim besten Willen lässt sich kein spezifischer Triggerfaktor für die spezielle Migräneattacke finden. Es kristallisiert sich heraus, dass der gemeinsame Nenner aller Triggerfaktoren eine plötzliche Veränderung des normalen Lebensrhythmus ist. Durch welche Faktoren, Mechanismen und Umstände diese Veränderung herbeigeführt wird, scheint dabei weniger von Bedeutung zu sein.
Die grundsätzlich erhöhte Aktivität des Gehirns plus Triggerfaktoren führen zu einer plötzlichen und übermäßigen Aktivierung im Gehirn. Binnen kürzester Zeit werden zu viele Nervenbotenstoffe freigesetzt, insbesondere das schmerz- und stimmungssteuernde Hormon Serotonin und andere erregende Neurotransmitter. Das Gehirn missinterpretiert die übermäßige Freisetzung der Botenstoffe als Reaktion des Körpers auf eine Vergiftung. Logische Folge ist die Aktivierung von Schutzreflexen in Form von Übelkeit und Erbrechen. Diese laufen jedoch biologisch ins Leere, da die übermäßige Aktivierung der Botenstoffe schließlich nicht durch eine echte Vergiftung via Nahrungsaufnahme, sondern durch die übermäßige Reizverarbeitung eingeleitet wurde und die übermäßige Konzentration der Nervenbotenstoffe im Gehirn durch Erbrechen nicht beseitigt werden kann.

Die Entstehung der Aura
Gleichzeitig können die übermäßig ausgeschütteten erregenden Nervenbotenstoffe eine so genannte Spreading Depression auslösen - in einer Region des Großhirns, die für die Verarbeitung von Sinneseindrücken zuständig ist. Spreading Depression bedeutet so viel wie sich ausbreitende Dämpfung (von Nervenzellen). Sie ist es, die beim Migränekranken die Aurasymptome produzieren kann. Dabei werden die jeweiligen Hirnzellen zunächst übererregt, um dann in einen Zustand verringerter Aktivität zu verfallen. Diese Störung der Nervenzellen und die damit verbundene Minderdurchblutung breiten sich mit einer Geschwindigkeit von drei bis sechs Millimetern pro Minute über den Hirnbereich aus. Das ist genau jene Geschwindigkeit, die auch die Aurasymptome bei ihrer Ausbreitung zeigen. Dabei feuern die Nervenzellen an der Ausbreitungsfront stets wie wild, um nach dem Fortrücken der Front in einen Zustand der Lethargie zu verfallen.
Am augenfälligsten wird dies bei jener Auraform, die durch Missempfindungen geprägt ist: Die Aura beginnt z. B. mit einem Kribbeln in den Fingerspitzen. Das Kribbeln wandert im Verlauf von 30 bis 60 Minuten den Arm hinauf bis zur Zunge und nimmt dabei den Weg, der durch die gestörten Hirnzellen der Großhirnrinde vorgezeichnet ist. Nach dem Kribbeln bleibt oft eine Taubheit zurück, die der gedämpften Erregung der Hirnzellen entspricht und ebenso wie die übrigen Aurasymptome schließlich verschwindet.
Der Schmerz setzt ein.
Durch die Spreading Depression kommt es zu einer Störung der Elektrolytkonzentrationen (z. B. des Mineralstoffs Magnesium) in und zwischen den Zellen. In der Folge werden benachbarte Schmerzrezeptoren erregt und vermitteln Schmerz. Es dauert etwa 30 bis 60 Minuten, bis dadurch Entzündungsbotenstoffe freigesetzt werden und im Bereich der Blutgefäße in den Hirnhäuten eine neurogene Entzündung hervorrufen. Weil sich die Entzündung in den Blutgefäßen ausbreitet - und mithin auch die Schmerzempfindlichkeit -, summieren sich die Folgen der Entzündung sowohl räumlich als auch zeitlich: Der Migräneschmerz breitet sich über verschiedene Areale des Kopfes hinweg aus und nimmt mit der Zeit an Intensität zu. Dies dauert so lange, bis die Kompensationsmechanismen des Körpers greifen. Dazu gehören der Abbau der in der Anfangsphase verstärkt freigesetzten Nervenbotenstoffe und die Aktivierung der körpereigenen Schmerzabwehrsysteme. Bis diese Mechanismen die Fehlregulation im Zentralnervensystem ausgleichen, können mehrere Stunden, in Einzelfällen auch bis zu drei Tage, vergehen.
Das Betriebssystem stürzt ab.
Die zu Beginn der Attacke zu viel freigesetzten Botenstoffe müssen natürlich auch wieder abgebaut werden. Doch durch den rasanten Abbau schließt sich eine Phase der Botenstofferschöpfung an - die Speicher sind zunächst leer und müssen wieder aufgefüllt werden. Doch ohne Botenstoffe keine bzw. keine korrekte Reizleitung im Gehirn: Die globale Informationsverarbeitung im Gehirn ist gestört.

Die Folge der durch übermäßige Freisetzung von Nervenbotenstoffen eingeleiteten Entzündung ist auch eine Aktivierung von Nervenzentren des Hirnstamms. Dadurch können Körperbereiche in das Schmerzerleben einbezogen werden, die zunächst gar nicht beteiligt waren. Dazu zählen insbesondere die Schulter- und Nackenmuskulatur sowie Bereiche des Schädels, die nicht direkt von der neurogenen Entzündung betroffen sind.]

Narziss beendet das Stillhalteabkommen und fordert die persönlichen Passwörter von K ein. Gemäß der Vorgeschichte ist ihre Intention offensichtlich. Nach einem Rückfall in seine Depression möchte sich K seine letzte Freiheit nehmen und tätige deshalb folgenden Aushang im Personalraum:

„Der Mobbingangriff Nr. 105 hat schwerwiegende Folgen. Die Passwörter sind bei Herrn Freund hinterlegt."

> [Herr Freund hat einen Umschlag mit der Aufschrift „ Private Passwörter K, nur im Notfall öffnen".]

Dieser Aushang ist jedoch wirkungslos, da er sofort von Freeloader abgenommen wird und Narziss hinterbracht.

Am nächsten Tag erfolgt in der Vormittagspause ein Rundspruch, mit dem alle IT-Kräfte in das Sekretariat gerufen werden. Narziss ist bekannt, dass K die 15minütigen Pausen aus gesundheitlichen Gründen benötigt und nur zu moderierten Gesprächen außerhalb der Dienstzeit zur Verfügung stehen kann.
Die eintreffenden IT-Kräfte werden wieder fortgeschickt, Narziss hat bereits ein anderes, für ihre Absicht passendes

zweites Tribunal

einberufen.

Bis hin zur neuen Lederjacke, die ihr Stärke verleihen soll, hat sie den Angriff bis ins Detail geplant.

> [Vorsatz macht eine Tat erst zur moralisch verwerflichen Handlung. Gesetzlich besteht der Tatbestandsvorsatz immer aus einem Wissenselement und einem Willenselement. Beim direkten Vorsatz steht das Wissenselement im Vordergrund: der Täter weiß oder hält es für sicher, dass sein Handeln einen Erfolg im Sinne des Tatbestandes herbeiführt. Damit nimmt er in seinen Willen auch solche Folgen auf, die bösartig sind. Schließlich weiß er, dass es zu diesen Folgen kommen kann.]

Für K gibt es nur eine Aussage, die hat er vorsorglich schriftlich fixiert, da ihn Freund vor einem drohenden Mobbingangriff gewarnt hatte:
„Mein Fall wurde bereits in der Landesliga ausgetragen. Ich wollte nur noch in aller Stille gehen. Für ein erneutes Lokalderby habe ich keine Kraft mehr. Anwälte müssen mich gegenüber Frau Narziss und Herrn Freeloader vertreten."

Als K den Ort verlassen möchte, reißt ihn Narziss am Sakko zurück. Sie schmeißt sich mit dem Rücken gegen die Türe und stemmt ihre Füße in Richtung Tresen gegenüber. Dabei zerquetscht sie K die Zehe seines rechten Fußes äußerst schmerzhaft die sich bereits im Türspalt des Sekretariats befindet.
Sie schreit K die „Enthebung vom Amt des Systembetreuers mit sofortiger Wirkung“ entgegen, auch für die Lehrlinge, die vor dem Sekretariat warten, mehr als gut vernehmbar.
K entkommt. Um die letzten zwei Arbeitsstunden für die Lehrlinge da sein zu können, muss K sich jetzt beeilen, die Folgen seiner Inkontinenz zu beseitigen.

Im Sekretariat brodelt es, wie in einer Hexenküche, die Telefone stehen nicht mehr still. Reden und telefonieren, da bleibt kaum eine Beweisspur. Der Personalrat telefoniert mit Neumb, Narziss versucht Frau K aufzuhetzen (es erfolgt zum wiederholten Mal ein Übergriff in Ks Privatsphäre, scheinheilig: „Ich mache mir solche Sorgen um Ihren Mann ...“ Mit geheucheltem, süßlichen Mitleid will sie eigentlich nur herausfinden, ob K endgültig zur Strecke gebracht ist.
(Später gibt sie zu Protokoll, Frau K verhalte sich uneinsichtig, gebe ihr die Schuld.))

> Ihr habt mir zu grausame Augen und blickt lüstern nach Leidenden.
> Hat sich nicht nur eure Wollust verkleidet und heißt sich Mitleiden?
> Also sprach Zarathustra[9]

Diesmal redet plötzlich auch die Schulpsychologin, spricht von Suizidgefährdung, kontaktiert als erste K in seinem Ausbildungsraum:
„Willst du dich an Narziss rächen, wenn du dich umbringst? ... und deine Frau und deine Söhne!“
„Hältst du mich für so primitiv, dass ich mich an jemand rächen wollte? Das hätte ich leichter haben können und Gelegenheit dazu wurde mir ständig geboten.“

> [K hatte die Möglichkeit auf sämtliche Daten zuzugreifen. Selbst als Narziss ihre gesamte Email-Korrespondenz mit Freeloader versehentlich an K nach Hause geschickt hatte, nutzte er das nicht aus, sondern löschte die Daten ungelesen.]

„Meine Frau und meine Söhne wissen über Depressionen bescheid, werden folglich keine Schuldgefühle haben -
lasse mich in Ruhe!“
„Kann ich dich abends anrufen?“
„Nein, lass mich in Ruhe, geh weg, ich bin in besseren Händen.“

Die Schnellkurs-Psychologin geht, Herr Freund kommt:
„Ich habe denen deine Passwörter gegeben, der Notfall ist ja eingetreten."
K spürte den Judaskuss. Das Computer-System lief perfekt, er war anwesend, um dafür zu sorgen. Wo war da ein Notfall?

Der Personalrat Klepper schiebt seinen Körper dazu:
„Du bist nicht normal, der Ehrlichkeit muss ich dir sagen, dass ich auch der Meinung der anderen bin, lass dich doch krankschreiben!"
„Du magst was von deinen Rössern verstehen, hier bist du vollkommen überfordert. Als Personalrat solltest du eigentlich das Personal vertreten, nicht die Chefin.", meint K, als jetzt auch noch der Hahn dreimal gekräht hatte.
Freund kommentiert aber erst nachdem der Personalrat gegangen war: „Das war der Sache jetzt wirklich nicht dienlich.", verlässt K dann ebenfalls.

> [Jemanden für verrückt zu erklären, ist eine sehr bequeme Methode.
> Da muss man sich mit der Sache, um die es eigentlich geht, nicht mehr auseinandersetzen.
> In seiner Bergpredigt soll Jesus vor 2000 Jahren geäußert haben:
> „Ich aber sage euch: Wer mit seinem Bruder zürnt, der ist des Gerichts schuldig;
> wer aber zu seinem Bruder sagt: ‚Du Nichtsnutz!', der ist des Hohen Rats schuldig;
> wer aber sagt: ‚Du Narr!', der ist des höllischen Feuers schuldig."]

Als K am nächsten Morgen, wie immer als erster, im neuen Firmengebäude eintrifft, muss er feststellen, dass eine Anmeldung an das System für ihn nicht mehr möglich, er hat keinen Zugriff mehr auf seine eigenen Ordner und Dateien mit sämtlichen Unterrichtsvorbereitungen und Bewertungen der Lehrlingsarbeiten.
Außerdem muss er weitere Manipulationen an der vorschriftsmäßigen Firewall die zum Schutz der Lehrlinge eingerichtet war, feststellen.
Er kann das überhaupt nur tun, da ihm Herr Freund seinen Account zur Verfügung stellt.
(„Wenigstens der hatte ein schlechtes Gewissen.")

Jetzt ist der Punkt erreicht, an dem Ks Arbeit total zerstört ist. Selbst die Grundlagen irgendwie weiter zu machen sind ihm entzogen.

Absturz

Verzweifelt geht K durch das leere Gebäude, des letzten Stückes Menschenwürde und Sinns seines Lebens beraubt.
Wie ein Gefängnis kommt ihm jetzt die Architektur vor: umlaufende Balkone um einen Lichthof, von denen aus Türen in die Zellen führen.
Von der Treppe zwischen den Brüstungen hängt das Modell eines Ikosaeders, den Herr Freund mit den Lehrlingen gebaut hat,
in den Raum.
K agiert, als wäre er ferngesteuert, zieht es hoch, will dessen Stelle einnehmen. Das dünne Seil besitzt genügend Tragkraft.
K legt es dreifach, wickelt das Ende um das Bündel zurück, zieht es durch die entstandene Schlaufe fest.
Die Galgenschlinge hat sich immer bewährt. K legt sie um den Hals.

Er wird von seinem Vorhaben durch einen seiner Lehrlings-Jünger aufgeschreckt, der zur Unzeit das Haus betritt.
Der Logos kommt blitzartig zu K zurück, zeigt ihm das Bild eines Gehängten mit herausgestreckter Zunge, vom Blickwinkel dessen, der da herein kommt.

Der Nervenarzt ist die letzte Zuflucht, der nimmt sich sofort Zeit, kennt ja die Situation.

In der Zwischenzeit hat Narziss die Anordnung einer amtsärztlichen Untersuchung mit der Zuführung zu einer Zwangstherapie mit Medikamenten in der Rechtsabteilung der Landeszentrale erwirkt, dieses Schreiben leitet sie via Fax an Ks Privatadresse weiter.

> [Steven Hollon, Psychologe an der Vanderbilt University in Nashville, Tennessee, hat vor fünf Jahren eine Studie vorgelegt, nach der 76 Prozent einer Gruppe von Patienten, die wegen mittelschwerer Depressionen behandelt wurden, innerhalb eines Jahres einen Rückfall erlebten, wenn sie ihre Medikamente absetzten. Patienten, die sich einer Gesprächstherapie unterzogen, ohne Antidepressiva zu nehmen, wurden nur zu 31 Prozent rückfällig. Und Hollons Daten sind nicht ungewöhnlich; zahlreiche Studien kamen zu ähnlichen Ergebnissen. Thomson fühlt sich bestätigt: "Antidepressiva helfen nur, zu verdrängen. Das endet irgendwann in einer Dauermedikation. Wir behandeln die Patienten, als ob sie lebenslanges Fieber haben."]

In einer zweiten Anordnung via Fax wird die erste Anordnung einer amtsärztlichen Untersuchung bis auf weiteres zurückgezogen, eine disziplinarrechtliche Prüfung des Verhaltens von K wird angekündigt.

Auf die andauernden seelischen

Verletzungen

reagiert K, als hätte er Gift zu sich genommen: Kopfschmerz bis zum Erbrechen. Speisen, die den Weg durch den Magentrakt schon hinter sich haben, fliehen durch den Darm. (KKK nennt K die Symptome (Kopfweh, Kotzen Kacken).)
Tage, Wochen, Monate: ohne Unterbrechung.

Dazu malt K ein kleines Bild und noch drei weitere dazu:
Ein Blitz schlägt in sein Ohr ein.
Ein Blitz zerreißt sein Gesicht. Links ein Auge und ein Mundwinkel, die sich nicht mehr schließen lassen.
Ein Blitz schlägt in den Nacken, knickt den Hals nach vorne.

Doch die Bilder haben nicht die Kraft wie ein Woodoozauber (eines aus Westafrika stammenden, synkretistischen, mit katholischen Elementen durchsetzten, magisch-religiösen Geheimkults).

Todeskampf

K liegt in seinem Bett, die Arme gelähmt, der Rumpf zu Glasfasern erstarrt. Die Atmung hat ausgesetzt. K ringt nach Luft, das Glas sticht und klirrt gegeneinander. Nach unendlich scheinender Zeit gelingt der erste Atemzug. „Einatmen! - ausatmen!“ befielt K seinem Körper, Schmerz hin oder her.
Drei Nächte hintereinander, einmal hat nicht gereicht.
In der vierten Nacht gibt K auf. Das weiße Glas nimmt die Farbe von Fleisch an, K entschläft, glücklich, alles überstanden zu haben.
Doch am Morgen die Auferstehung – nur geträumt. Doch die Träume sind Wirklichkeit geworden, übersteigen die bei weitem an Intensität. K versucht den Träumen durch Schlafentzug zu entfliehen. Da er glaubt, sie kämen erst nach der Tiefschlafphase, steht er um zwei Uhr morgens auf.

Zwei Jahre später wird K die Atemlähmung in einem Zustand erleben, da es dem logischen Denken gelingt, die Emotionen über längere Phasen auszuschalten.

Wieder muss K dem Körper seinen Willen zu atmen aufzwingen. Nach einer halben Stunde läuft der Automatismus wieder. Der Körper funktioniert wie eine Maschine, ohne Kraft und Lust.

Oft auch baumeln Ks Arme leblos herunter, eiskalt und blutleer.

K glaubt inzwischen auch die biologische Ursache zu kennen, eine traumatisch verursachte Rückenmarkskompression im Halswirbelbereich. Entdeckt wurde die bei der MRT, die der therapierende Nervenarzt angeordnet hatte, sich nicht nur auf die Psychogenese [seelisch bedingte Entstehung] und andererseits die Noogenese [vernunftbedingte Entstehung] festlegte, sondern damit die Somatogenese [körperlich bedingte Entstehung] der neurotischen Erkrankungen abklärte.

> [Die Magnetresonanztomographie (MRT, kurz auch MR; *Tomographie* von altgr. τομή, *tome*, „Schnitt“ und γράφειν, *graphein*, „schreiben“) ist ein bildgebendes Verfahren, das vor allem in der medizinischen Diagnostik zur Darstellung von Struktur und Funktion der Gewebe und Organe im Körper eingesetzt wird. Es basiert physikalisch auf den Prinzipien der Kernspinresonanzspektroskopie.
> Mit der MRT kann man Schnittbilder des menschlichen (oder tierischen) Körpers erzeugen, die eine Beurteilung der Organe und vieler krankhafter Organveränderungen erlauben. Die Magnetresonanztomographie basiert auf sehr starken Magnetfeldern sowie elektromagnetischen Wechselfeldern im Radiofrequenzbereich, mit denen bestimmte Atomkerne (meistens die Wasserstoffkerne/Protonen) im Körper resonant angeregt werden. Aufgenommen werden elektrische Signale der gleichen Frequenz, die die angeregten Atomkerne im Empfängerstromkreis induzieren. Im Gerät wird *keine* Röntgenstrahlung oder andere ionisierende Strahlung erzeugt oder genutzt. Eine wesentliche Grundlage für den Bildkontrast sind unterschiedliche Relaxationszeiten verschiedener Gewebearten. Daneben trägt auch der unterschiedliche Gehalt an Wasserstoff-Atomen in verschiedenen Geweben (z. B. Muskel, Knochen) zum Bildkontrast bei.
> Synonym zur Bezeichnung *Magnetresonanztomographie* wird auch der Begriff Kernspintomographie verwendet (umgangssprachlich gelegentlich zu *Kernspin* verkürzt). Die ebenfalls zu findende Abkürzung MRI stammt von der englischen Bezeichnung Magnetic Resonance Imaging.[1]]

Damals jedoch war K den Traum(a)-Ereignissen vollkommen ausgeliefert.
(Während es einem „homo faber“[6] weitgehend gelingt, das Tagesgeschehen nachts in seinen Träumen zu verarbeiten, gelingt K auch diese Art der Verdauung nicht mehr. Die Träume sind zu seiner einzigen Wirklichkeit geworden. Die Welt hat sich vollständig in seinen Kopf zurückgezogen.)

Ks bisherige Lebenserfahrung hatte die Gültigkeit vollständig eingebüßt.

Sogar die Zeit hat ihren Rhythmus verloren. K bemerkt zwar, dass es draußen hell und dunkel wird, das hat jedoch mit ihm nichts mehr zu tun. Seine Sekunden werden zu Stunden, Monate im Rückblick zu Minuten.

Als sich K aus Erschöpfung hingelegt hat, reißt ihn eine dürre Gestalt mit schwarzer Kutte und Kapuze hoch, zerrt den willenlosen auf ein Holzgestell ähnlich einem Jäger-Hochstand. Ein dünner, roter Strick wird dem Delinquenten um den Hals gelegt. Im Hinunterstürzen erkennt K seine Henkerin Narziss. Sein Körper windet sich schlangenartig am Strick, als der abreißt, liegt der Leichnam bleich und leblos liegt im Moos.
Dann wieder die verdammte Auferstehung, die Farbe, die zurückkommt und das Leid.

K steht in einem Hochspannungsfeld, durch das er sich hindurchlavieren muss. Das Gehirn kommt nicht mehr zur Ruhe, Erregungsprozesse pendeln sich nicht mehr ein.
Das merkt man auch daran, dass K kaum noch schlafen muss. Schlaf dient ja dazu, ein inneres Gleichgewicht herzustellen. Gelingt das sind auch die dazugehörigen Träume nicht mehr erinnerbar, haben sich am Morgen in Wohlgefallen aufgelöst.

> [„Sie müssen auch dann irgendwann schlafen, damit die Ungleichgewichte die dadurch (Veränderung der Art der Verschaltungen im Gehirn) entstehen wieder normalisiert werden und konsolidiert (im Bestand gefestigt) werden können“, mahnt Wolf Singer.[10]]

Die ersten derartigen Erlebnisse malt K von sich. Er kann das nicht in Worte kleiden, muss malen.
(Sein Therapeut meint, ob er denn wisse, welche begnadete Begabung er da besitze.)
Doch dann starren die erstarrten Fratzen der Bilder K unentwegt an.
Fortan schreibt K all das von sich. Blatt für Blatt, Notizbuch für Notizbuch – bis heute nicht mehr aufgeschlagen.

K entwickelt eine Art

Phobie

Angst vor Situationen, Gegenständen, Tätigkeiten oder Personen, allgemein vor dem *phobischen Stimulus*, der all das betrifft, was eigentlich der Verdrängung unterliegen sollte.

Telefonate, Post, Fax oder E-Mails holen Gedanken aus dieser Verdrängung, Orte, die mit dem Geschehen zu tun hatten, (zuletzt sogar die Nervenklinik, wo K eigentlich nur Hilfe erfahren hatte).

Am schlimmsten wirken sich Personen aus, die mit der auslösenden Situation zu tun hatten, K helfen wollen, ihre Hilfe bei „Krankenbesuchen" aufdrängen (obwohl er darum bittet, das zu unterlassen), zur bleibenden Erinnerung auch noch Mitbringsel mitbringen.
(Einmal gar bringt Freund ein wunderschönes Modell eines Tetraeders aus Naturmaterialien mit. K muss auf Klo, bis nichts mehr in im drinnen ist.)

> [Die befinden sich zudem auf der Ebene des Franklschen[6] „homo faber" (zwischen den Extremen Erfolg und Misserfolg liegt ihr Leben, ihre Erfolgsethik) und können mit K, dem „homo patiens", der sich auf einer Ebene (senkrecht dazu) zwischen Verzweiflung und Erfüllung bewegt, gar nicht kommunizieren geschweige denn ihn verstehen.]

Bei K wird immer sofort eine körperlichen Reaktion gegen Gift ausgelöst, einem biologischen Schuss ins Leere: Erbrechen und Durchfall, begleitet von Kopfschmerzen.

K hat deshalb den Wunsch, den Anlass dazu zu vermeiden, hat Angst vor der Angst, versucht auslösende Situationen zu vermeiden, dahin gehender Korrespondenz aus dem Wege zu gehen.

Die engste Familie hilft K so gut es geht, hält ihm den Rücken frei bei seinem Rückzug.

Dem Menschen wohnt das tiefe Bedürfnis inne, in seinem Leben, in jeder Lebenssituation, einen Sinn zu finden
- und hinzugehen und ihn zu erfüllen.[6]

Der Therapeut

kann K nicht sagen, was der Sinn ist. Sehr wohl aber, dass das Leben einen Sinn hat, und dass es diesen Sinn auch behält, unter allen Bedingungen und Umständen:

„Es gibt keine Lebenssituation, die wirklich sinnlos wäre. Der Mensch ist imstande, auch eine ausweglose Situation, menschlich gesehen, noch in eine Leistung zu verwandeln. Sie sind nur wie ein Fisch der nicht mehr sehen kann, da man ihm Tinte ins Wasser geschüttet hat. Sie selbst aber sind nicht krank, das sind die anderen." Der Therapeut geht mit K den Weg nach Frankls Logotherapie.

> [Frankls Logotherapie wird die „dritte Wiener Richtung der Psychotherapie" genannt.
> Freuds Psychoanalyse sieht den Menschen vor allem lustorientiert, durch die Befriedigung von Lust wahrt er sein inneres Gleichgewicht.
> Bei Adlers Individualpsychologie ist die Machtorientierung bestimmend, um Minderwertigkeitsgefühle zu kompensieren.
> Für Frankl ist es jedoch weder der Wille zur Lust, noch der Wille zur Macht, sondern der Wille zum Sinn, zum Logos, der den Kern des menschlichen Wesens ausmacht, der Handeln, Denken und Fühlen des Menschen bestimmt.
> Aufgabe der Logotherapie (als einer Behandlungsmethode) und der Existenzanalyse (als dem zugehörigen Menschenbild) ist es, den Willen zum Sinn im Menschen anzuregen, ihn wiederzubeleben, falls er verschüttet ist, Beistand zu geben bei der Sinnfindung und zu helfen, seelische Entgleisungen zu regulieren.
> Das Streben nach Sinn sieht Frankl als das Allermenschlichste an, im Gegensatz zu Freud, der an die Prinzessin Bonaparte geschrieben hatte: „Im Moment, da man nach Sinn und Wert des Lebens fragt, ist man krank ..." Wer im Leben keinen Sinn findet, ist unzufrieden und ablehnend sich selbst und anderen gegenüber, wer sein Leben als sinnvoll empfindet ist zufrieden und lebensstark.
> Heute wird nicht mehr, wie zu Freuds Zeiten, die sexuelle Frage verdrängt, sondern die Sinnfrage. Und die Patienten kommen nicht mehr wie zu Alfred Adlers Zeiten mit ihren Minderwertigkeitskomplexen zum Psychiater, sondern mit einem Sinnlosigkeitsgefühl, mit einem Leeregefühl, das man ‚existentielles Vakuum' nennen könnte.
> Es ist dieses Leiden am sinnlosen Leben, das auch bereits junge Leute unter 30 befällt. Die Frage nach dem Sinn seines Lebens stellt sich wohl jeder irgendwann. In der Routine des Alltags spielt sie keine Rolle, aber auch im Wohlstand geraten die Menschen in Lebenskrisen. Der Wohlfahrtsstaat ist imstand, praktisch alle Bedürfnisse zu befriedigen, nur das Sinnbedürfnis geht leer aus. Es sind meist Menschen denen es rein äußerlich gut geht, die glücklich sein könnten, die es aber nicht sind, weil sie am Sinn ihres Lebens zweifeln oder den Sinn ihres Lebens verloren haben. Ohne einen Sinn zu sehen, kann der Mensch nicht handeln, ja nicht einmal leben wollen. „Sinnlosigkeit zu ertragen ist die größte Pein."[6]]

Für K werden die Bücher Frankls zur Pflichtlektüre, als erstes: „Das Leiden am sinnlosen Leben“.
Viele Wörter sind für K leer geworden und müssen erst durch Nachschlagen in Lexika wieder mit ihrem begrifflichen Inhalt gefüllt werden.

[Anschauungen ohne Begriffe sind blind, Begriffe ohne Anschauung sind leer. (Kant)]

Aber er lässt nicht locker seine Hausaufgabe zu machen, zumal sich dadurch der stationäre Aufenthalt in der Nervenklinik erübrigt, K wohnt außerdem in unmittelbarer Nähe, die Tür des Therapeuten steht immer offen und Frau K ist besser als jedes Klinikpersonal, da sie K nicht fallen lässt, sondern in Liebe zu ihm hält.

Auch wenn wir mit einem unabänderlichen Schicksal konfrontiert sind, können wir dem Leben einen Sinn abringen durch die menschlichste unserer Fähigkeiten: Der Fähigkeit, das

Leid in menschliche Leistung zu transfigurieren.

Gerade in der Grenzsituationen seines Daseins ist K aufgerufen, Zeugnis davon abzulegen wessen er fähig ist, vielmehr war.
K baut sich einen Arbeitsplatz mit Liegesitz. Das ermöglicht, das Material zur Ausbildung im Netz, mit einer „pädagogischen Gebrauchsanleitung“ zu versehen. Damit füllt er die Zeit, gerade der schlaflosen Stunden.
(K *leidet* nicht an Schlaflosigkeit, wenn er einfach aufsteht und arbeitet.)
Die vielen Zugriffe der Kollegen auf die neuen Arbeiten geben K das Gefühl, dass sein Leben doch Sinn gehabt haben könnte.
Wichtiger noch ist es für K die Sache loslassen zu können, sie als selbstständig zu emanzipieren und seiner Arbeit auf diese Weise nachträglich eine gewisse Sinn*erfüllung* zu geben.

Für Frankl[6] gibt es drei Möglichkeiten, dem Leben einen Sinn abzugewinnen: Die Tat die wir setzen, ein Werk, das wir schaffen, aber auch dadurch, dass wir

etwas erleben.

> Ach Ekel! Ekel! Ekel! - - Also sprach Zarathustra und seufzte und schauderte; denn er erinnerte sich seiner Krankheit.
> Da liessen ihn aber seine Thiere nicht weiter reden.
> „Sprich nicht weiter, du Genesender!“ – so antworteten ihm seine Thiere,
> „sondern geh hinaus, wo die Welt auf dich wartet gleich einem Garten.
> Geh hinaus zu Rosen und Bienen und Taubenschwärmen! Sonderlich aber zu den Singe-Vögeln: dass du ihnen das Singen ablernst!“[9]

Der Therapeut versucht K auf diese grundlegende, erste Stufe - durch Erleben wieder Sinn zu finden - zu schicken:
„Was hat ihnen früher im Leben Freude gemacht? - Gehen sie in Ausstellungen, besuchen sie Konzerte, fahren sie ans Meer!“

Es kostet K große Überwindung seine Ängste zu unterdrücken.

Doch dann fährt er mit seiner Frau und dem Ehepaar Freund nach Wien, in die Ausstellung „Kunst und Mathematik“.

Mit Frankls „Paradoxer Intention“ gelingt es, die Pausen zwischen den Toiletten zu überbrücken.
„Jetzt scheiß ich so richtig in die Hose, dass es stinkt und kracht“, redet K sich ein.
Die Methode funktioniert auch, indem sie das Gegenteil bewirkt, verlangt aber ausschließliche Konzentration, in dem Fall auf Scheiße.
(Sie hilft jedoch nichts, wenn die Situation überraschend eintritt, wie jüngst bei einer Begegnung mit der Betriebspsychologin auf offener Straße: Blickkontakt, Giftalarm, Dünnschiss.)

Die Ausstellung ist wunderschön, saubere Toiletten in jedem Stockwerk. K jedoch kann die Bilder im Original nur schwer betrachten, da beim Heben des Kopfes das Blut wegbleibt. K wird in den Zustand eines Betrunkenen versetzt, schämt sich dass er nach außen hin auch so wirkt, noch mehr, dass seine Frau mit einem torkelnden Individuum zurechtkommen muss.
Im Sitzen schaut er dann den Katalog an, kauft den dann auch, einmal für sich und einmal für Manfred von Linprun.

Abends dann eine Einladung zum befreundeten Ehepaar Vogel.
Herr Vogel leidet unter einer schlimmen Depression, die er mit Medikamenten bekämpft.
Wehe, die Tabletten gehen aus, oder er vergisst sie einzunehmen!

Der Nervenbotenstoff Dopamin bekommt heute immer noch den klingenden Beinamen „Glückshormon". Das sollte nun wohl endgültig überdacht werden.
Denn Dopamin, das vor allem im so genannten Belohnungssystem des Gehirns freigesetzt wird, jenem Netzwerk also, das im vorderen Teil des Vorder- und Mittelhirns verteilt liegt und vorzugsweise „positive" Eindrücke vermittelt, ist keineswegs so Glück verheißend, wie man sich wünschen würde, denn das Belohnungssystem liquidiert den freien Willen.

[Das aggressive Verhalten von kriminellen Psychopathen wird weniger durch fehlende Empathie ausgelöst, als durch ein regelrechtes Überfluten des Belohnungszentrums mit Dopamin.
Obwohl sie wissen, dass ihr Verhalten ihnen und anderen schadet, werden sie von dem inneren Zwang, ihre Bedürfnisse und damit das Belohnungszentrum zu befriedigen, so stark erfasst, dass sie auch die Bestrafung nicht mehr fürchten.
Das jedenfalls meint die Gruppe um den amerikanischen Psychiater David Zald von der Vanderbilt University in Tennessee.
In der Zeitschrift „Nature" berichtet er über Experimente mit einigen Dutzend meist schon straffällig gewordenen Psychopathen, die immer wieder von ihren aggressiven Attacken überfallen werden. Den Probanden wurde, weil ihre Aggressivität meistens mit einer Stoffsucht verbunden auftritt, Amphetamine verabreicht und anschließend wurden Hirnaufnahmen im Positronen-Emissionstomographen und auch im Kernspintomographen erzeugt.
Wie sich zeigte, wird bei ihnen während der Attacken im Belohnungssystem gut viermal so viel Dopamin freigesetzt wie normalerweise.
Auf jeden Fall, so die Wissenschaftler, würden die Aggressionsschübe von einer so Reizüberflutung im Belohnungszentrum so gesteuert, dass das Bewusstsein über die möglichen Konsequenzen ausgeschaltet sei.[3]]

Auch ein Saxophonduett wird an diesem Abend zum Desaster.

K hatte ein Saxophon gekauft und sofort darauf spielen können. Eine Erklärung für dieses Phänomen findet er bei Wolf Singer[10]:
„Das Gehirn weiß ja sehr viel. Und damit meine ich nicht nur all das, was uns bewusst ist. Das Gehirn weiß auch alles, was es im Laufe der Evolution gelernt hat. Dieses implizierte Wissen ist in der Gehirnarchitektur gespeichert, die bei uns allen ähnlich ist; deshalb können wir überhaupt miteinander kommunizieren. Dazu kommt das Wissen, das in der frühen Kindheit eingeprägt worden ist, in einer Phase, in der es kein episodisches Gedächtnis gab. Wir wissen zwar nicht, woher wir dieses ‚Überzeugungswissen' haben, aber es prägt uns zutiefst."

Vogel hat dagegen große Schwierigkeiten mit seinem Instrument.

> [Das den erhöht den therapeutischen Wert. K benutzt hier seine Trompete, die ihn so sehr in Anspruch nimmt, dass er nichts anderes mehr denken kann, als an das richtige Atmen, die richtige Zungenstellung, die richtige Lippenanspannung, dazu noch das Notenlesen ...]

Doch Vogel sieht jetzt sein Defizit gegenüber K. Das Spiel verliert seinen Wert, gleitet in Richtung Eifersucht. Die spürt K auch, wenn er mit Frau Vogl spricht.

K wird durch Vogl seine eigene ausweglose Lage bildlich vorgeführt.

K will nichts mehr mit solchen Situationen zu tun haben, und kann die beteiligten Personen (mit Ausnahme der eigenen Frau,) für dahin überhaupt nicht mehr verkraften.

K will fort, dort hin, wo ihn niemand kennt und wo es warm ist. (K friert fast ununterbrochen.)
Die italienische Adria ist am leichtesten zu erreichen.
Der ADAC plant, Frau K fährt, von Raststation zu Raststation. (In Italien sind die Klos manchmal verschlossen. K muss ein Plätzchen hinter den nur spärlichen Büschen zwischen den anderen Notdurften finden.)

Eine Badehose, die die dünnen Oberschenkel umschließt, ist nicht aufzutreiben. Kinderbadehosen geben seinem Genital keinen Raum. Da bleiben nur noch seine Unterhosen.

Schwimmen ist nur in Rückenlage möglich. Frau K muss nebenher schwimmen und fungiert wie ein Steuermann im Ruderboot.

Die Sonne auf der Haut tut gut, K beginnt sich zu erholen, die Darmtätigkeit auch.

K freut sich auf einen italienisch-temperamentvollen katholischen Gottesdienst mit Kindergeschrei und Familienleben.
Damals konnte K auch noch beten.
(Der Verlust dieser Fähigkeit schmerzt K heute enorm, hatte er doch immer und überall einen Ansprechpartner (besser als ein Handy-User). Wenn er sein Anliegen formulierte bekam er meist auch Antwort, indem seine Augen für eine Lösung geöffnet wurden.
Jetzt kann sich K nicht mehr vorstellen, dass ein Gebet erhört wird.
Zwar hält er es für möglich, dass, wenn man bete oder andächtig sei, sich eine *self-fulfilling prophecy* in Gang setze die jemand in einen Zustand bringt, in dem er das Gewünschte tatsächlich irgendwann einmal erreicht.
Aber K kann nicht mehr an eine göttliche Fernwirkung glauben. Er hat erhebliche Schwierigkeiten mit dem Gedanken, dass eine wie auch immer geartete, für ihn unsichtbare Gottheit das Geschehen auf der Erde steuert, und sich auch noch um ihn persönlich kümmert.)

> Es ist aber eine Schande zu beten
> Nicht für Alle, aber für dich und mich und wer auch im Kopfe sein Gewissen hat.
> Für dich ist es eine Schmach zu beten.
> Also sprach Zarathustra [9]

In der Kirche sehen K und Frau die Familie Z, kommen danach mit ihnen ins Gespräch.
Die haben sich alle an dem Badeort getroffen, um gemeinsam den Verlust des Sohnes, Bruders, Onkels oder Schwagers zu überwinden.
Der hat vor kurzem den Depressionen mit seinem Freitod vor der S-Bahn ein Ende gesetzt.
„Der hat es geschafft!“, denkt K und ist wieder in seiner eigenen Realität angelangt.
Davor kann man nicht weglaufen oder -fahren.

Von einem etwas-erleben-Erlebnis berichtet mir K erst nach fast einem Jahr gemeinsamer Arbeit:
Eine Wanderung von der Donau bis Tschechien, in drei Etappen, zusammen mit seiner Frau und dem Ehepaar Vogel.

Eine Golgatha-Weg, in den sich seine frühere Wanderlust (der er mit Vogl sen. früher mindestens einmal wöchentlich frönte) verkehrt.
Ohne Auferstehung nach drei Tagen.
Das Skelett, mit abgestorbenen Armen, die Knöchel mit offenen Wunden.
KKK und nachts Schweißausbrüche.
Nur nichts anmerken lassen. (Ein Beispiel par exzellent dafür Vogl sen.. Eisern hat der sich durch hüfthohen Schnee gekämpft, trotz höllisch schmerzender Hüftgelenke. Kein Mucks.)

> [Nun haben Forscher die Daten einer Langzeitstudie in Dunedin (Neuseeland) ausgewertet, die den Einfluss von Selbstbeherrschung auf das gesamte Leben noch einmal unterstreicht. Mehr als tausend Kinder sind in der Studie von ihrer Geburt bis zum 32. Geburtstag begleitet worden. Dabei zeigte sich, dass ein hohes Maß an Selbstkontrolle im Alter von nur drei Jahren mit weniger Gesundheitsproblemen, Drogenkonsum und Verurteilungen vor Gericht im Teenager- und Erwachsenenalter verbunden ist. Eine zweite Untersuchung von fünfhundert zweieiigen Zwillingen in England und Wales hat ein ähnliches Ergebnis gehabt - wer sich mit fünf Jahren nur schlecht beherrschen konnte, rauchte als Zwölfjähriger eher und schnitt auch in der Schule schlechter ab. Der Zusammenhang war außerdem unabhängig vom sozialen Stand und von der Intelligenz der Probanden. Wie die Forscher in den "Proceedings" der amerikanischen Nationalen Akademie der Wissenschaften (doi: 10.1073/pnas.1010076108) schreiben, gibt es aber Hoffnung: Jugendliche, die erst im Laufe der Beobachtungen mehr Selbstkontrolle entwickelten, hatten als Erwachsene ebenfalls weniger Schwierigkeiten.[3]]

Zu den physischen Zuständen die passenden psychischen.
Alpträume nachts, tagsüber die guten Ratschläge des mit Medikamenten wohl eingestellten Vogel („Sogar mit der Libido ist alles bestens, gell Frau!“) und seiner Frau, Expertin in Sachen Depression und eine „Kümmererin“, wie sich selbst tituliert.
K kann die guten Ratschläge von Leuten, die meinen, über ihn Bescheid zu wissen, seinen Fall bestens zu kennen,
nicht mehr ertragen.
K kann die Nähe der beiden KKK-Auslöser bis heute nicht ertragen.
Vogel Sen. besucht K ebenfalls nicht mehr, Die Vogel jun. möchten das,
K möchte dagegen mit ihm zusammen erlebtes Wanderglück nicht aus seiner Erinnerung tilgen.
K stößt damit auf allgemeines und intimes Unverständnis:
„Vogl ist auf dem richtigen Weg, trotz seiner Krankheit so ein netter, umgänglicher Mensch.“ Vorzeigbar und gesellschaftsfähig - was man beileibe von K nicht behaupten kann.

Doch ein Saxophonkonzert würde mehr nutzen als schaden:
Doldinger im Innenhof der Hochschule.

Da stöckelt Narziss mit Neumb und Konsorten daher.
Als sie Ks gewahr wird, springt sie auf, zieht sie Neumb am Kragen hoch und weist wild fuchtelnd in Ks Richtung.
Der K lebt also noch, ist gar nicht krank, lässt es sich gut gehen, dagegen muss etwas unternommen werden.

Man sieht K seine Krankheit wirklich nicht an. Er kaschiert sie, pflegt seinen Körper mit besonderer Sorgfalt, achtet auf korrekte Kleidung. Wenn es gilt, dass geteilte Freude doppelte Freude ist, dann bei Leid erst recht. K will nicht, dass jemand mitleidet, besonders nicht seine Frau.
„Wenn es mir nur so ginge, wie ich aussehe, oder wenigstens, wenn ich nur so aussähe, wie es mir geht," wünscht K.
„Ans Bett gefesselt, die kranken Körperteile in Gips, oder gleich im Rollstuhl wie Finanzminister Scheuble, augenscheinlich Kranke werden geschont, auf die schlägt niemand ein."

Aber der Hass Narzisses, die maligne Kompensation ihres nun-doch-Unterlegenheitsgefühls kennt keinen Herkuleskomplex, keine Beißhemmung: ein zu Fall gebrachter Fall, endgültig in der Falle, das würde ihr gefallen. Gefälliger Beifall!

[Ein Literaturüberblick zeigt, dass in der Psychoanalyse der Hass meistens in die verschiedenen Aggressionstheorien (Sadismus, Ichtrieb, Destruktion, maligner Narzissmus) eingereiht wird. Es gibt aber neuere Ansätze, die den Hass als Abwehr von existentieller Angst oder Ohnmacht sehen und die so der Individualpsychologie näher stehen. Der Autor Karl Heinz Witte unterscheidet - ausgehend von Alfred Adlers Konzept des Aggressionstriebes - im Hass eine heiße und eine kalte Phase. Die heiße strebe, im engeren Sinne hassend, nach Kompensation und Rache für eine demütigende Verletzung des Gerechtigkeitsgefühls. In der kalten Phase sei der Hass zur Überlegenheit gelangt und strebe nach Sicherung durch Zynismus und Vernichtung. In den Analyse bedürfe der Hass besonderer Aufmerksamkeit, da er leicht auf andere Affekte (z. B. Wut, Vorwurfshaltung, aggressives Schweigen) verschoben werde oder ganz unbewusst (Lähmung, Langeweile) bleibe.[1]]

Der Mensch nämlich ist das grausamste Thier.
Bei Trauerspielen, Stierkämpfen und Kreuzigungen ist es ihm bisher am wohlsten geworden auf Erden;
und als er sich die Hölle erfand, siehe, da war das sein Himmel auf Erden.
Wenn der große Mensch schreit -: flugs läuft der kleine hinzu; und die Zunge hängt ihm aus dem Hals vor Lüsternheit.
Er aber heißt es sein „Mitleiden."
Also sprach Zarathustra [9]

K läuft erst auf die Toilette, dann nach Hause.

Die Ablenkungsversuche auf das Schöne, die ein Leben lebenswert machen, sind offensichtlich misslungen.
Trotzdem wäre bis zu diesem Zeitpunkt Ks Genesung noch möglich gewesen.

Doch der Schuss ist nach hinten losgegangen: Narziss wird sofort tätig, schuldigt K erneut an und denunziert ihn wieder.

Mit einem Schreiben – ein Abdruck geht via Fax wieder an Ks Privatadresse – fordert die oberste Rechtsabteilung den Amtsarzt zur Klärung der aktuellen

Dienst(un)fähigkeit

auf.

> Das dem Fernbleiben vom Dienst vorausgehende, in den beiden erwähnten Schreiben der Zentrale angesprochene Verhalten Ks begründet Zweifel sowohl an dessen Dienstunfähigkeit als solcher als auch an deren Fortbestehen.
>
> Es wird deshalb gebeten, Herrn K baldmöglich amtsärztlich zu untersuchen und anschließend hierher mitzuteilen,
> a.) ob er aktuell und ggf. bis wann tatsächlich in einer seine Dienstunfähigkeit begründeten Weise erkrankt ist, und
> b.) ob und welche Erfolg versprechenden therapeutischen Maßnahmen ihm ggf. zur Auflage gemacht werden müssen, damit seine Gesundheit und Dienstfähigkeit seiner Pflicht entsprechend baldmöglich wiederhergestellt werden wird.

Vor seiner Ladung zum

Amtsarzt

hat K Angst, als Hypochonder abgestempelt zu werden.

Doch ein Blick genügt eigentlich:

> ecce homo! - Seht welch ein Mensch (Joh. 19,5)

Herr K wurde ende Mai.2008 amtsärztlich untersucht.
Aufgrund vorliegender fachärztlicher Fremdbefunde, des bisherigen Krankheitsverlaufs und des eigenen Untersuchungsergebnisses können Ihre mit Schreiben gestellten Gutachtensfragen wie folgt beantwortet werden:

a)Bei Herrn K besteht zum Untersuchungszeitpunkt eine Erkrankung aus dem Formenkreis seelischer Erkrankungen. Die funktionellen Auswirkungen der Gesundheitsstörung sind derzeit so gravierend, dass er seinen Dienstpflichten nicht nachkommen kann. Die Dienstunfähigkeit ist somit medizinisch begründet.

b) Herr K befindet sich in entsprechender fachärztlicher Behandlung. Aufgrund eines intensiven Arzt-Patientenverhältnisses erscheinen aktuell zusätzliche Behandlungsmaßnahmen nicht Erfolg versprechend. Zum jetzigen Zeitpunkt wäre die Durchsetzung zusätzlicher Therapieoptionen durch dienstrechtliche Auflagen eher kontraproduktiv. Die weitere Prognose wird zum jetzigen Zeitpunkt als eher unsicher eingestuft. Es wird empfohlen eine amtsärztliche Nachuntersuchung in der 35. oder 36. Kalenderwoche 2008 durchzuführen. Im Rahmen der Nachuntersuchung kann dann bezüglich des Wiedereintritts der Dienstfähigkeit, der prognostischen Einschätzung bzw.\zusätzlicher Therapieoptionen eine adäquate Aussage getroffen werden.

Als zweites hat Narziss nichts Eiligeres zu tun, als ein

Disziplinarverfahren

gegen K in Gang zu setzen.

In seiner damaligen Verfassung (Mai 2008) ist K nicht einmal in der Lage, die Anklage zu lesen.
„Du bist doch stark", sagt Frau K, aber K ist es nicht, auch wenn er sich noch so stark an diese Worte klammert.
Er übergibt die Schriftstücke einem Anwalt. Der schirmt K vor weiterem Gift, das aus dieser Richtung kommt, weitgehend ab.
Ende März 2009 teilt der Rechtsanwalt K mit, das Disziplinarverfahren gegen ihn sei eingestellt worden, ohne dass es zu einem aufwändigen Gerichtsverfahren gekommen sei.

Heute wundert sich K, dass sich die oberste Rechtsabteilung sich überhaupt zu derartigem hergeben konnte, sich zum verletzenden Werkzeug des Mobbings machen ließ:
„Das ganze klingt eher nach Vertuschung und Rechtfertigung der Ankläger für eigenes Fehlverhalten, nach dem Motto:
‚Angriff ist die beste Verteidigung'".

Heute, nach zwei Jahren, geht K mit mir die Anklagepunkte durch:

> Auf Grund der nachstehend dargestellten Sachverhalte wird ein Disziplinarverfahren gegen Sie eingeleitet:
>
> Sie waren weder dazu bereit der an Sie gerichteten Bitte der seit Beginn des Jahres 2005 von Frau Narziss zu entsprechen, die Titelseite und das Layout der Terminseite "Ihrer" Homepage zu ändern noch sind Sie dem Verlangen der Firmenleiterin nachgekommen, die von Ihnen aufgebaute, betreute, bezahlte, auf dem Server Ihrer Söhne hinterlegte und in völliger Eigenregie gestalteten Firmenhomepage der Firma zu übereignen.
> Stattdessen forderten Sie, dies vom Kollegium entscheiden zu lassen. Als dies aber von den Kollegen abgelehnt wurde, reagierten Sie verärgert in der Weise, dass Sie die Homepage der Firma "schenkten" und die weitere Betreuung und Mitarbeit verweigerten.
> Die Homepage wurde daraufhin von der Fa. PROFIT neu entworfen. Sie wird seither - wie das Verwaltungsnetz der Firma - von Herrn Freeloader betreut.

Ein Layout einer Terminseite hat es nie gegeben. Gemeint war wohl das Entree.
Hier hatte K seiner Chefin angeboten, eine Änderung vorzunehmen, sobald sie ihm etwas Besseres anbiete.
Ein Vorschlag dazu kam nie. (Dieser Vorfall lag noch dazu drei Jahre zurück.)
Selbst Laien wissen, dass Webseiten bei Providern liegen, nicht auf privaten Servern.
Jede Firmen-Abteilung hatte für ihren Bereich eigene Seiten gestaltet und gepflegt. Von „völliger Eigenregie" kann gar nicht die Rede sein. Deshalb sollten die Kollegen auch die Meinung zur Einbindung ihrer Arbeiten Stellung nehmen. Das trauten sie sich aber vor der Chefin nicht, aber warum sollten sie ihre eigene Arbeit ablehnen? Eine Ablehnung folgte natürlich auf keine Weise.
Die Homepage wurde der Firma nicht nur übereignet, sondern sogar geschenkt, das heißt, eigentlich hat sie sich Narziss dann persönlich angeeignet.
Die Firma PROFIT hat zwar die Eingangsseite neu gestaltet (nicht „daraufhin" - dazu hat sie über ein halbes Jahr gebraucht,)
als Inhalte jedoch benutzen sie bestehendes Material, ungefragt auch solches, auf das K Urheberrecht besitzt, ohne auch nur auf ihn als Autor zu verweisen.

> Sie als Systembetreuer für das Firmennetz und Herr Freeloader als Systembetreuer für die Chefetage hatten über das administrative Passwort Zugang zu beiden Netzen, damit im Notfall einer die Aufgaben des anderen übernehmen konnte.
> Am Donnerstag, 28.02.2008, setzte Herr Freeloader die Firmenleiterin davon in Kenntnis, dass Sie dieses Passwort geändert hätten und ihm damit der Zugang zur Systemadministration nicht mehr möglich sei.
> Als die Firmenleiterin Sie am 28.02.2008 nach Arbeitsende im Beisein Chefsekretärin damit konfrontierte, bezeichneten Sie die Vorhaltung als unzutreffend und brachten zum Ausdruck, dass die Firmenleiterin wirres Zeug rede und Herr Freeloader nicht in der Lage sei, ins Netz zu kommen.
> Die Firmenleiterin erklärte Ihnen daraufhin, dass nicht nur Sie das Passwort kennen dürften, weil sonst z. B. bei einer Erkrankung oder einem Unfall Ihrerseits niemand Zugriff auf das Netz habe, und verlangte von Ihnen, bis zum Montag, 03.03.2008, das Passwort so zu ändern, dass auch Herr Freeloader wieder Zugriff habe.
> Sollten Sie dem nicht nachkommen, werde die Systembetreuung des Firmennetzes dann Herrn Kuckuck übertragen und müsse die Fa. PROFIT beauftragt werden, das Passwort herauszufinden. Diesem Verlangen der Firmenleiterin sind Sie nicht nachgekommen.

Wieder eine Verleumdung seitens Freeloaders. Jeder hatte sein persönliches Passwort, es gab nicht eines für alle.
Nie hat K je ein fremdes Passwort auch nur angetastet. (Zur Änderung eines Passwortes muss man bekanntlich das bestehende Passwort kennen.)
Dass die Firmenleiterin wirres Zeug redet ist zwar zutreffend, K betitelte jedoch, seinem Wortschatz entsprechend die Aussage Freeloaders als „Schmarrn" und bezog sich damit auf die Sache, nicht auf die Person der Chefin.
Die Übertragung von Ks Aufgaben an Kuckuck mag Narziss zwar gewollt haben, gedroht hat sie K jedenfalls damit nicht.
Einem „Verlangen" der Firmenleiterin nachzukommen, das logisch gar nicht machbar ist, ist paradox.

Sie haben am 03.03.2008 im Personalraum folgenden Text ausgehängt:
"Der Mobbing-Angriff Nr. 105, 08-02-28, 12:03 hat schwerwiegende Folgen. Für das Firmennetznetz sind für den Notfall meine persönlichen Passwörter bei unserem Kollegen Freund hinterlegt."
Sie hatten die Passwörter in einem Briefumschlag bei Herrn Freund hinterlegt und diesem das Versprechen abgenommen, den Briefumschlag nicht der Firmenleiterin, sondern im Notfall dem Kollegen Herrn Nagel zu übergeben.

Sehr häufig enden Mobbing Fälle in einem arbeitsrechtlichen Prozess. Hier ist ganz entscheidend, dass das Mobbing-Opfer die vorgefallenen Mobbing Handlungen konkret beschreiben kann.
Deshalb sollte ein sog. Mobbing-Tagebuch angelegt werden, empfehlen Anwälte.
K verfuhr also, nummerierte die Einträge (hier Nr. 105).

Zerstochen von giftigen Fliegen und ausgehöhlt, dem Steine gleich, von vielen Tropfen der Bosheit so saß ich unter ihnen und redete mir noch zu: „unschuldig ist alles Kleine an seiner Kleinheit!"
Also sprach Zarathustra [9]

In seiner Verzweiflung erhoffte sich K Hilfe, wollte wenigstens die Abteilungsleiter auf seine Not aufmerksam machen, indem er in einem, nur für diese zugänglichen Raum, diese Punkte ans „schwarze Brett" heftete.
(Einen Herrn namens Nagel gibt und gab es übrigens in der gesamten Firma nicht.)

Am Dienstag, 04.03.2008, bat die Firmenleiterin die betroffenen IT-Kräfte und den Vorsitzenden des Personalrats der Firma in ihr Dienstzimmer.
Sie verteilten dort folgenden Text:
08-03-04 Mein Fall wurde bereits in der Bayernliga ausgetragen. Ich wollte nur noch in aller Stille gehen. Für ein erneutes Lokalderby habe ich keine Kraft mehr. Anwälte mu□ssen mich gegen Frau Narziss und Herrn Freeloader vertreten.

Da Sie das Dienstzimmer eigenmächtig verließen, teilte Ihnen die Firmenleiterin im Sekretariat mit, dass Sie künftig nicht mehr als Systembetreuer tätig sein würden.

Eine gegen alle Gepflogenheiten und Vorschriften per Rundspruch zusammengerufene Gruppe erfüllt keineswegs die Vorraussetzungen für ein Dienstgespräch.

Das gewaltsame Festhalten einer Person gegen ihren Willen erfüllt wohl den Tatbestand der Freiheitsberaubung.

(StGb § 239 (1) Wer einen Menschen einsperrt oder auf andere Weise der Freiheit beraubt, wird mit Freiheitsstrafe bis zu fünf Jahren oder mit Geldstrafe bestraft.)
Da die Bürotüre durch den eingeklemmten Fuß Ks einen Spalt geöffnet war, konnten viele Lehrlinge überdeutlich mithören, wie die Chefin die Amtsenthebung Ks herausschrie – eine totale Entgleisung, aber keine Mitteilung.

> Sie hängten daraufhin die folgenden beiden Texte im Lehrerzimmer aus:
> *"Mobbing 109, 08-03-04,* 11 *:07 Amtsenthebung als Systembetreuer mit sofortiger Wirkung "*
> und
> *"Mobbing* 112, *08-03-04 Entfernung als Dozent aus dem Unterrichtsnetz".*
>
> Zugleich drohten Sie dort Herrn Freeloader im Beisein des Herrn S und des Herrn F einen Rechtsanwalt gegen ihn einzuschalten.
>
> Als die Firmenleiterin dann Herrn Freund veranlasst hatte, Herrn Kuckuck die Passwörter auszuhändigen und dieser mit Herrn Freeloader das Passwort änderte, stellte sich heraus, dass Sie mit der von Ihnen vorgenommenen Änderung nicht nur Herrn Freeloader, sondern auch der betreuenden Firma den Zugriff zum System unmöglich gemacht hatten.

Den Aussagen der Herren Freeloader und Kuckuck ist wenig Wert beizumessen da es sich hier nicht um Fachleute, sondern, besten Falls, um Dilettanten handelt.
(Das bekam K oft genug zu spüren bekam, als er wieder und wieder ‚Erste Hilfe' in Sache EDV leisten musste.)

> Sonderlich die, welche sich „die Guten" heißen, fand ich als die giftigsten Fliegen: sie lügen in aller Unschuld;
> wie vermöchten sie gegen mich – gerecht zu sein!
> Wer unter den Guten lebt, den lehrt Mitleid lügen. Mitleid macht dumpfe Luft allen Freien Seelen.
> Die Dummheit der Guten nämlich ist unergründlich.
> Also sprach Zarathustra [9]

Der Zugriff einer externen Firma auf die Daten war laut Sicherheitsbestimmung ausdrücklich untersagt.
Im Besitze Ks Passwortes machten sich die beiden Herren vorsätzlich genau des Vergehens schuldig, das sie K unterstellten.
Sie änderten sein Passwort und entwendeten ihm obendrein noch die Daten seiner jahrelangen Arbeit.
K versucht Freeloader klar zu machen, dass dieser Tatbestand auch Strafrechtliche Folgen hat. (Nach 202b StGB wird, "wer unbefugt sich oder

einem anderen unter Anwendung von technischen Mitteln nicht für ihn bestimmte Daten" aus einer "nichtöffentlichen Datenübermittlung" verschafft, mit Freiheitsstrafe bis zu zwei Jahren oder Geldstrafe bestraft.)
Dabei müssen wohl die Kollegen S und F den abschließenden Satz Ks aufgeschnappt haben: „Dann sehen wir uns vor Gericht wieder."

> Ihr Verhalten rechtfertigt den Verdacht eines einheitlich begangenen Dienstvergehens in einem Verstoß gegen Ihre Pflichten, die Vorgesetzten zu beraten und zu unterstützen und ihre Weisungen auszuführen sowie das Verhalten so einzurichten, dass es der Achtung und dem Vertrauen gerecht wird, die der Beruf des Ausbilders erfordert. Insbesondere haben Sie wiederholt die Weisungen der Ihnen dienstvorgesetzten Firmenleiterin nicht befolgt. Mit ihren ausgehängten bzw. ausgeteilten Texten und dem an Herrn Freund gerichteten Ansinnen, den Briefumschlag nicht an die Firmenleiterin zu geben, haben Sie versucht, Ihre Kollegen in Ihre dienstbezogenen persönlichen Meinungsverschiedenheiten mit der gemeinsamen Dienstvorgesetzten einzubeziehen und damit den Frieden in der Firma gestört.

Den Rat Ks lehnte Narziss immer ab, widersprach seinen Empfehlungen stets, holte Unterstützung nur noch von Freeloader, der war ihr lieber, da er ihr nach dem Mund redete.
„Über die mathematische Aussage 1+1=2 kann es wohl keine persönlichen Meinungsverschiedenheiten geben.", konstatiert K.
„Eine Anweisung auszuführen, wonach gilt: 1+1=7, ist paradox, und kann deshalb gar nicht befolgt werden."
Ein Deckmäntelchen „Friede, Freude, Eierkuchen" trägt auch hier zu keiner Problemlösung bei.

Es ist besonders schmerzlich, eines Vergehens verdächtigt zu werden, das man nicht begangen hat.

Schlimmer ist, wenn dabei Arbeit zunichte gemacht wird, die für andere Menschen wichtig ist.
(K hat all seine kreative Energie hineingesteckt, dabei den größten Teil seiner Zeit und viel Geld investiert.
Er ging dabei weit über seine Pflichterfüllung hinaus, erhob seine Aufgabe zum wichtigsten Lebenssinn.)

Noch schlimmer ist, wenn dabei die Gesundheit leidet.

Am schlimmsten jedoch ist die vorsätzliche Zerstörung einer Persönlichkeit. K hat sich nicht verbiegen lassen, ist wegen einer Sache zerbrochen, die ihm im Nachhinein lächerlich erscheint. Deshalb schämt sich K jetzt.

Im August erfolgt die Versetzung an die Filiale in L, quasi post hum.

September: amtsärztliche Nachuntersuchung
K will nicht wahr haben, dass sein Zustand irreversibel ist, insistiert auf der Möglichkeit zurückzukehren.
Der Amtsarzt macht ihm Hoffnung, diese Möglichkeit bestehe nach einer Genesung immer, meint er.

November: Überprüfung der Dienstunfähigkeit in zweiter Instanz.

Januar: Zwangsversetzung in den Ruhestand, die Nachuntersuchung wird zu gegebener Zeit veranlasst. Rausschmiss. Nicht einmal eine unehrenhafte Entlassung. Gnadenbrot, Almosenempfänger.

Sinn darin finden etwas zu erleben? K hatte versucht, sich an den Worten des Therapeuten festzuhalten.
Doch die Hoffnung zerbröselte ihm zwischen den Fingern: K stürzt noch weiter in die Tiefe.
Am Grunde des Kraters angekommen, findet er sich, abgemagert bis zum Skelett, inmitten eines

Trümmerhaufens

wieder.

Dabei sind für ihn materielle Verluste unwichtig geworden.
Er muss seine Bedürfnisse nicht dem geringen Ruhegehalt anpassen, denn er hat keine mehr.
(Einzig bedrückt ihn, dass sich seine Frau jetzt finanziell am Lebensunterhalt beteiligen muss.)
Er beerbt Freund (der trotz alledem der einzige halbwegs anständige Kollege ist) mit seiner Büroeinrichtung und seinen Laborgeräten, verwindet den Raub seiner Dateien.

Der zerquetschte Fuß ist verheilt, zwei Zehen jedoch sind gefühllos. K meint oft es sei ein Fremdkörper im Schuh, zieht ihn immer wieder aus, um nachzusehen und festzustellen, dass dem nicht so ist.

Er ist unfähig, sein Zeitchaos zu ordnen, die nächsten Schritte zu planen, geschweige denn einen Tagesablauf.
Mühevoll zwingt er sich von einem Schritt zum anderen.
Körperliche Aktionen funktionieren wenn dann nur wie bei einer Maschine.
K schaltet sich ein, führt eine Bewegung durch, dann ist wieder Schluss: Das Blechspielzeug muss erst wieder aufgezogen werden. Komplexere, früher automatisch ablaufende Aktionen gibt es nicht mehr. Immer dieser Not-Ausschalter bei der geringsten Störung von außen.

Dabei sollte man das mit den Schritten nicht all zu wörtlich nehmen, denn Ks Fortbewegung bewegt sich kaum noch fort.
Sobald sich K selbst vergisst (Frankl bezeichnet das als Beginn der Transzendenz, einen Schritt des Menschen über sich hinaus.), seinen Kopf hebt, die Wunder zu schauen, die permanent um ihn herum gegenwärtig sind, fängt alles an, sich um ihn zu drehen, er torkelt.
Und K verirrt sich, sogar im Kaufhaus, gerät in Panik, wenn er seine Frau verloren glaubt.
Auch bei seinen Autofahrversuchen wird ihm schwindlig und übel.
Sinn darin zu finden, etwas zu erleben, wird ihm dadurch fast unmöglich gemacht. Sofort wird er wieder zurechtgestutzt, zur permanenten Selbstreflexion (nach Frankl[6] die schlimmste Geisteskrankheit) verurteilt.

Sein glückliches Eheleben findet nicht mehr statt – K weiß gar nicht mehr was Glück ist, hat überhaupt keine positiven Emotionen mehr, kennt nicht mehr Freude, nur noch Leid. (Als Nebenwirkung des Fernbleibens der negativen Gefühle sind auch alle positiven verschwunden. K kann sich heute nur noch erinnern, dass es den Begriff „Glück" gibt, nicht mehr, was das ist.)
Wo ist die Lust, die Menschen Dinge tun lässt, die ökonomisch unsinnig erscheinen, aber glücklich machen?
Wo ist die Leidenschaft, die nicht nur Leiden schafft?
K sieht sich nur noch als Hindernis wider ein selbst bestimmtes Leben seiner Frau, als Hindernis zu ihrem Glück, würde ihr am liebsten einen neuen Partner aussuchen, der es ihr ermöglicht, ihre Lebensträume zu verwirklichen.
(Es kann doch nicht der einzige Lebenssinn von Frauen und Müttern sein, sich selbstlos aufopfernd um die Familie zu kümmern.
Frau K glaubt obendrein fest daran, dass alles wieder so werden könnte wie früher, sieht K verklärt durch ihre Brille der Liebe.)

Alles was K tut, hat nur noch den Wert einer Beschäftigungstherapie: die starren nebensächlichen Verrichtungen, die jedem Tag dasselbe Korsett anlegen, die Zeit totschlagen.
Von vier bis sechs braucht K im Bad. (Dann macht er es für seine Frau frei.)
Jede Rasur wird zur Tortur, da Ks Kopf eine Torsion nach oben durchführen muss. (Alle vierzehn Tage muss von nun an reichen.)

K versucht die Wohnung sauber zu halten, wenigstens die eigenen Schmutzspuren zu beseitigen, mit dem Schwerpunkt, die Toilette zu reinigen.

Dabei kommt K hier seine jetzt aufgetretene Anosmie zu gute: er riecht den eigenen Gestank nicht, fürchtet gleichzeitig, dass er „für andere zehn Meter gegen den Wind stinkt".

> [20 Prozent der Deutschen riechen sehr wenig, fünf Prozent gar nichts. Oft gelangt wegen einer mechanischen Blockade keine Luft mehr an die Geruchszellen in der Nase. Manchmal hat ein schwerer grippaler Infekt die olfaktorischen Neuronen zerstört. Oder eine Gehirnerschütterung oder ein Tumor haben das Geruchszentrum aus der Balance gebracht. Antidepressiva, Entzündungshemmer und Antihistamine können dem Riechen schaden, ebenso wie Polypen, Allergien und das Einatmen von Stoffen wie Benzol, Chlor, Rauch und Metall- oder Holzstaub. Auch Zinkmangel, eine Kadmiumvergiftung oder ein Schlaganfall können die Ursache sein. Die häufigste Ursache ist jedoch das Alter: Fast jeder Dritte über 70 ist betroffen. Selten nur gelingt es Ärzten, die Anosmie zu heilen.[1]]

Dafür bildet er sich Gerüche ein, die nicht existieren, die er hasst, wie etwa Zigarettenrauch.
Weil er nichts riecht, schmeckt er auch nichts. Das ist genauso schlimm. Er kann nur noch salzig, süß, bitter und „umami" unterscheiden.

> [Umami ist ein Begriff, der einen fleischigen Geschmack bezeichnet, wie er zum Beispiel auch durch den Geschmacksverstärker Glutamin erzeugt wird.[3]]

Fleisch ekelt K nur noch an, es wird vom Speiseplan gestrichen. (Frau K muss ihre Fleischeslust im Restaurant befriedigen.)

Da K nicht mehr beurteilen kann, ob etwas schmeckt oder nicht, konzentriert er sich auf die Konsistenz der Speisen, auf ihre Farbe, Knackigkeit und Temperatur. Laue oder blasse Gerichte mag er es nicht.
Beim Kochen schmeckt er dann überhaupt nicht mehr ab, da das sinnlos ist. Man kann ja noch nachwürzen.
K pfeffert, salzt und schüttet Tabasco in seinen Teller, brüht sehr starken, bitteren Tee auf.
Dann schmeckt er wenigstens irgendetwas.
Und er erinnert sich, wie Speisen früher schmeckten, bildet sich den Duft ein, den es für ihn nicht mehr gibt.
Ernüchterung, wenn er bewusst hinschmeckt und sich der Illusion bewusst wird.
Generell legt er auf Essen und Getränke keinen Wert mehr, ohne Lust ist auch das Essen nur noch lästige Arbeit.

K könnte in den grundlegenden Erhaltungstätigkeiten Sinn finden. Dazu sind seine Ergebnisse viel zu fehlerhaft, das Essen für die Ehefrau oft ungenießbar, wenngleich sie sich meist nichts anmerken lässt, auch ein hinterher-putzen ist oft erforderlich.
K versteht jetzt wegen mangelhaft ausgeführter und deshalb erst recht sinnloser Tätigkeit frustrierte Hausfrauen nur zu gut.

So ein Leben ist nicht lebenswert.

Die Gegenwart ist entwertet.
Einem Menschen ist es eigen, nur unter dem Blickwinkel der Zukunft existieren zu können.
In seiner provisorischen Existenz kann K nicht auf ein Ziel hin leben.
Leben unter dem Gesichtspunkt der Vergangenheit betrachtet ist wie das Leben eines Toten.
K fühlt sich wie ein lebender Leichnam.

K begreift den Wunsch der Gespenster im Märchen, endlich mit dem Spuken aufhören zu dürfen: Endlich Ruhe – ewige Ruhe.

K muss jetzt endlich einsehen, dass er den

point of no return

(den Punkt, an dem ein Flugzeug unwiederbringlich von der Startbahn abhebt) längst überschritten hat.
Wünsche und Hoffnungen, die in eine Zukunft zielen, erzeugen nur neue Rückschläge.
Mit verklebter Windschutzscheibe: K im Blindflug; aber er fliegt.

Nur nicht zurückblicken, wie die Frau von Lot auf die Trümmer von Sodom und Gomorra:

> Und sein Weib sah hinter sich und ward zur Salzsäule. (5. Buch Mose, Kapitel 2)

Der Blick in die Vergangenheit ist auch Salz in Ks offene Wunden.

> [Von der wird in der Bibel nicht einmal der Name dieser Frau erwähnt, nur dass sie zur Salzsäule erstarrte.
> Die Töchter retteten dann das, was ihnen am wertvollsten erschien: das Sperma des eigenen Vaters, nahmen das in den eigenen Körper auf, nachdem sie das moralische Empfinden Lots mit Wein betäubt hatten:
> Da sprach die ältere zu der jüngeren: Unser Vater ist alt, und ist kein Mann mehr auf Erden der zu uns eingehen möge nach aller Welt Weise; so komm, laß uns unserm Vater Wein zu trinken geben und bei ihm schlafen, daß wir Samen von unserm Vater erhalten.
> Also gaben sie ihrem Vater Wein zu trinken in derselben Nacht. Und die erste ging hinein und legte sich zu ihrem Vater; und der ward's nicht gewahr, da sie sich legte noch da sie aufstand. Des Morgens sprach die ältere zu der jüngeren: Siehe, ich habe gestern bei meinem Vater gelegen. Laß uns ihm diese Nacht auch Wein zu trinken geben, daß du hineingehst und legst dich zu ihm, daß wir Samen von unserm Vater erhalten. Also gaben sie ihrem Vater die Nacht auch Wein zu trinken. Und die jüngere machte sich auf und legte sich zu ihm; und er ward's nicht gewahr, da sie sich legte noch da sie aufstand. Also wurden beide Töchter Lots schwanger von ihrem Vater.
> Und die ältere gebar einen Sohn, den nannte sie Moab. Von dem kommen her die Moabiter bis auf den heutigen Tag.
> Und die jüngere gebar auch einen Sohn, den hieß sie das Kind Ammi. Von dem kommen die Kinder Ammon bis auf den heutigen Tag.
> (5 Mose 2,19)
> Die Töchter legten genau das unmoralische Verhalten an den Tag, weswegen ihr Gott Sodom und Gomorra zerstört hatte.

Übrigens braucht man zum Spermienklau gar nicht bis in biblische Zeiten zurückkehren:
Boris Becker, ein Baby, Samendiebstahl (lateinisch: rapina seminum) und die Russen-Mafia.
"War es Samen-Raub?", stand im Januar 2001 auf schwarz untermalten 600 Quadratzentimetern der ersten Seite der "Bild"-Zeitung. Das Wesentliche fasst der Volksmund bisweilen mit dem Begriff "blow job" zusammen, lateinisch fellatio. Angela Ermakowa, die manchmal auch Angela Frampton heißt, ist angeblich russischer Herkunft, 33 Jahre jung und nennt sich „Kellnerin und Model". Der angebliche Tatort ist eine Rumpelkammer für das Personal.
Wie dann das Sperma dann zur Eizelle gelangte, bleibt „Geheimnis des Glaubens". Aber seit Mariens unbefleckter Empfängnis ist kein Ding mehr unmöglich. (Für mich ist ohnehin jede gewollte Empfängnis unbefleckt.)]

Eine Begegnung mit Rainer Klar bringt es für K in Hose
(Sobald K durch Worte oder Orte die irgendetwas mit seine Krise zu tun haben überrascht wird muss er ja defäkieren, Orte auf Ks Hippocampuslandkarte sind nur noch „Örtchen".)
und ganz klar ins Bewusstsein:

Nie mehr würde er in der alten Firma, ganz gleich in welcher Filiale, oder irgendwo anders, mit Lehrlingen arbeiten können.
K hatte Klar erst als Lehrling, dann zum Meister ausgebildet. Jetzt wurde auch der nach L versetzt.
K bestellt ihn zu sich nach hause, übergibt ihm mehrere Kisten mit Ausbildungsmaterial.
Jetzt wird Klar selber Lehrlinge ausbilden, hätte dafür Verwendung.

Nie mehr würde K würdig und aufrechten Hauptes durch das Leben schreiten.
„Ach, der ist ja verrückt, in nervenärztlicher Behandlung."
(Nicht einmal der Spruch „Ist der Ruf erst ruiniert, lebt man frei und ungeniert." hat für ihn Gültigkeit.)

Die Bandscheibenvorfälle im Bereich der Halswirbelsäule zeigen es schon äußerlich:
er schaut nur noch zu Boden, kann niemandem mehr richtig ins Gesicht blicken.
Beim Stieren auf den Boden hat man kein Ziel mehr vor den Augen.
(Positiv: man sieht jeden Hundedreck und steigt nicht mehr hinein.)

K verirrt sich sogar innerhalb von Supermärkten, der hervorragende Orientierungssinn, auf den er so stolz war ist dahin.

[Der Bauerssohn, der eine gerade Furche pflügen kann, soll den Hof erben.
Der Erste blickt immer zurück, bemerkt zu spät dass die Richtung insgesamt nicht mehr stimmt.
Der Zweite schaut auf den Pflug, ob der auch richtig funktioniert und fährt Schlangenlinien.
Der Dritte jedoch hat erhobenen Hauptes den Hof im Auge, strebt schnurstracks darauf zu und gewinnt.]

Nie mehr würde er ein Auto oder sonst ein Fahrzeug steuern können.
(Das ist zwar für K nicht so schwerwiegend, aber für einen Franklschen ‚homo faber' am leichtesten mitzufühlen, der so viel Freude am Fahren hat wie K hatte. Deshalb wird auf diesen Punkt genauer eingegangen.)
K hatte versucht durch die Einstellung des Fahrersitzes in Liegeposition die Kopfposition schwindelfrei zu lagern, hatte die optischen Bereiche seiner Brille den neuen Gegebenheiten anpassen lassen.
Immer wieder steuert er dann an den Straßenrand: seine Frau muss weiter fahren.
Seine Hoffnung (und er müsste inzwischen kapiert haben, dass es dumm ist, sich in seiner Situation Hoffnungen zu machen, die Hoffnung stirbt zuletzt, aber sie stirbt, und ist für K schon lange tot) wurde zerstört als er jüngst an Steuer das Bewusstsein verlor. Durch das beherzte Eingreifen von seiner Frau endete Ks letzte Fahrt auf dem Bankett. (Gemeint ist hier der nicht befestigte Randstreifen zwischen Fahrbahn u. Seitengraben einer Landstraße und nicht das gleichnamige Festessen.)

Der Nervenprofessor lässt die Nerven messen.
Metallspiralen um die Finger, Nadeln am Kopf, Maßband und Stromstöße.
(K fängt bei Computerproblemen ja auch mit der physikalischen Schicht an, prüft Kabel, Stecher und Datendurchsatz.
Den Mädchen hier würde er gewiss keinen Computer anvertrauen, der wäre längst zerstört.
Würde sein weitaus komplizierteres Gehirn eine derartige Behandlung schadlos überstehen?)

Jetzt hat er es schwarz auf weiß, musste es nicht einmal „getrost nach hause tragen", es kam per Post:

> Zusatzbefunde: SEP med. links gegenüber rechts sehr verzögert.
>
> [*SEP* - Somatisch evozierte Potentiale, auch *SSEP* – Somatosensibel evozierte Potentiale (als Anglizismus auch unpräzise „Somatosensorisch evozierte Potentiale") ermöglichen eine Beurteilung der zentralen somatosensiblen Leitungsbahn und peripherer, sensibler Nerven. Über eine Stimulationselektrode in der Nähe eines sensiblen Nerven werden wiederholte elektrische Reize gesetzt. Die Messelektroden werden an der Kopfhaut angebracht. Weitere Messelektroden können entlang dem peripheren Nerven und über den Reiz verarbeitenden Zentren des Rückenmarks und Gehirns angebracht werden und messen deren elektrische Reaktion sowie die Laufzeit des Signals. Durch Vergleich der Laufzeiten und der Entfernungen kann dann bestimmt werden, in welchem Abschnitt eine etwaige Verzögerung des Signals aufgetreten ist (Etagendiagnostik). Typische Reizorte sind der Nervus tibialis am Bein oder der Nervus medianus an der Hand, aber auch der Gesichtsnerv. Die Methode ist auch für Träger von Herzschrittmachern geeignet.[1]]
>
> Beurteilung:
> Die zuletzt aufgetretene Episode mit Bewußtseinstrübung und Schwindelgefühl beim Autofahren derzeit nicht eindeutig zuordenbar. Der klinisch-neurologische Befund weitgehend unverändert zu den Voruntersuchungen ohne zerebralen Herdbefund, auch im EEG keine Hinweise auf erhöhte cerebrale Erregbarkeit.
> Eine LZ-EEG-Untersuchung bereits veranlasst, ggf. neuerliche strukturelle Abklärung mittels MRT cerebral.
> Fortführung der psychiatrischen Behandlung wie vorgesehen.

Dem Professor geht es in dem Schreiben wohl um seine persönliche Absicherung, wenn er schreibt, K sei auf die Gefahren beim Autofahren aufmerksam gemacht worden.
(Tatsächlich hatte er gesagt, schlafende Hunde solle man nicht wecken, K solle seinen Führerschein nicht abgeben, der sei schnell weg, aber nicht mehr leicht zurückzubekommen - für K keine sehr praktische Entscheidungshilfe.)

Beim Psychologen unterzieht sich K einem Reaktionstest.

Dabei wird festgestellt, dass die Fehlerquote beim Drücken von Knöpfen und Pedalen bei einem Computer-Test zwar gering ist, dafür jedoch eine starke Verlangsamung im Vergleich zur selben Untersuchung vor zwei Jahren aufweist.

Außerdem spricht der Psychologe K jede Fähigkeit zum „Multitasking“ ab.

Den Begriff hat die Psychologie offensichtlich aus der Computersprache übernommen. Doch dort können mehrere Prozesse nur dann wirklich gleichzeitig ablaufen, wenn mehrere Prozessoren gleichzeitig rechnen.

> [Wolf Singer[10] zum Vergleich Gehirn - Computer: „Beides sind informationsverarbeitende Systeme, aber Gehirne sind völlig anders aufgebaut, lassen sich nicht unterteilen in Rechenwerke, Arbeits- und Programmspeicher, sondern in Gehirnen gibt es nur Nervenzellen, die auf besondere Art und Weise miteinander verschaltet sind.“]

K: „Im Gehirn gibt es also nur Gleiche unter Gleichen, 10^{11} Zellen, die miteinander kommunizieren, wenn sie die gleichen Schwingungsamplituden besitzen.“

K ist der Überzeugung, das menschliche Gehirn sei nicht in der Lage an zwei Dinge gleichzeitig denken zu können.
Zwar sei es möglich, beim Autofahren Radio zu hören und sich gleichzeitig eine Unterhaltung mit seiner Frau zu führen, doch nur eine Sache (hoffentlich das Gespräch) erfolge bewusst, alles andere laufe automatisiert ab.
Nachdem er das dem Psychologen darlegt, ihn zu einem kleinen Selbstversuch einlädt, er solle nur einmal versuchen, an den schiefen Turm in Pisa und den Eifelturm gleichzeitig denken, schreibt der in seinem Gutachten das genauso falsche Gegenteil,
K *besitze* die Fähigkeit zum Multitasking.

Genauso blödsinnig mutet K die Empfehlung an, er solle nicht nachts und nur kurze Strecken mit dem Auto fahren.

Zu eine vierundzwanzigstündigen Hirnstrommessung wird K in die Klinik eingewiesen und findet sich um elf Uhr mittags in seinem Krankenzimmer ein.

> [Die Elektroenzephalografie (EEG, von griechisch *encephalon* Gehirn, *gráphein* schreiben) ist eine Methode der medizinischen Diagnostik zur Messung der summierten elektrischen Aktivität des Gehirns durch Aufzeichnung der Spannungsschwankungen an der Kopfoberfläche. Das Elektroenzephalogramm (ebenfalls EEG abgekürzt) ist die graphische Darstellung dieser Schwankungen. Das EEG ist neben dem ENG und dem EMG eine standardmäßige Untersuchungsmethode in der Neurologie.
> Ursache dieser Potenzialschwankungen sind physiologische Vorgänge einzelner Gehirnzellen, die durch ihre elektrischen Zustandsänderungen zur Informationsverarbeitung des Gehirns beitragen. Entsprechend ihrer spezifischen räumlichen Anordnung addieren sich die von einzelnen Neuronen erzeugten Potenziale auf, so dass sich über den gesamten Kopf verteilte Potenzialänderungen messen lassen.[1]]

K wird verkabelt. Die Elektronen werden mittels Klebegels angebracht. Haube und Verbandsstrumpf sollen zusätzlich ein Verrutschen verhindern. Dann geht es vom Stuhl zum Bett.
Über ein Duzend bunte Drähtchen (K denkt an die Kindheit und elektrische Modelleisenbahnen) werden mit den Bananensteckern in ein Panel an der Wand in der Nähe des Kopfendes eingestöpselt.

„... und wenn ich zur Toilette muss?“ erkundigt sich K. „Dann müssen Sie sich abstecken und danach wieder einstecken“, ist die lapidare Antwort. K holt sein Schreibzeug, das er vorsorglich in Reichweite im Nachtkästchen deponiert hat und fertigt eine genaue topogtafische Zeichnung. Dabei stellt er fest, dass der kürzeste Draht nur armlang ist, die Bewegung des Kopfes total minimiert, er kann sich im Bett nicht aufsetzten.

Beim anschließenden Ausfüllen des Fragebogens stellt K erschrocken fest, dass er auf Epilepsie untersucht werden soll.

> [Das Elektroenzephalogramm dient zur Diagnose und Verlaufskontrolle der Epilepsie. Außer durch die hochamplitudige Aktivität während eines Anfalls, fallen besonders geformte Graphoelemente auch im anfallsfreien Intervall auf.
> Steile Wellen (Englisch "Sharp waves") bezeichnen, wie ihr Name sagt, steil ansteigende bzw. abfallende EEG-Linien. Steile Wellen sind epilepsietypische Potentiale.[1]]

Die Kamera an der Zimmerdecke gibt K das Gefühl der Nacktheit, andererseits ist er nicht ganz alleine, das sitzt jemand hinter den Monitoren, der ihn und seine Theta-, Alpha-, Beta- und Gamma-Wellen beobachtet.

Abends wird K mit einem Bettgitter eingesperrt, dazu sei sie verpflichtet, entschuldigt sich die Schwester, damit er nicht im Schlaf herausfalle. Die Hürde kann im abgekabelten Zustand beim nächsten Toilettenbesuch beseitigt werden, an Schlaf ist ohnehin nicht zu denken, K ist froh um sein Schreibzeug.

Endlich ist die Zeit dann um, K wird von der Elektronik befreit. Der Klebstoff hat die Haare zu einer Kappe verkrustet.
Unter der Dusche reißt sich K Kleber und Haare vom Kopf.

Bei der psychologischen Schlussbefragung moniert K das und die vorsintflutliche Verkabelung, lobt Betreuung und Verpflegung, geht dann gleich zum Empfang um einen Termin beim Professor zu bekommen.
Vier Wochen dauere die Auswertung, dann sei der Professor auf einer Tagung, dann könne man noch einen Termin kurz vor seinem Urlaub einzwicken.

Sieben Wochen Bangen.

„Die Untersuchung hat nichts ergeben."

Der ganze Aufwand für nichts? War die Messung schlecht, oder der, der sie auslegt? Was sagt eine Aufnahme aus, die nicht während eines akuten Zustandes entstand?

Keine Diagnose ist auch eine Diagnose: Hypochonder.

K meint, sein zweiter Aussetzer und der Sturz mit dem Rad hätte sehr schmerzliche, für jeden sichtbare Folgen, das hätte er sich sicher nicht eingebildet.
Aber der Professor reagiert nicht darauf, ist mit den Gedanken scheinbar schon in Urlaub, durch sein eigenes Zeitmanagement sichtlich überlastet.
„Warten wir erst die MRT ab", verabschiedet der fünf-Minuten-Arzt K.

Keine Diagnose bedeutet auch keine Hilfe, eher das Gegenteil.

Professor? - in Frankreich wird jeder Lehrer so betitelt.
Bei uns ein Prädikat für einen Markenartikel, verkaufsfördernd, meint Wissenschaft, die Wissen schafft.

[Der Wissenschaftliche Beirat der Bundesärztekammer hat sich in einer jetzt veröffentlichten Stellungnahme ausdrücklich dafür ausgesprochen, den Placeboeffekt gezielter als bisher zu nutzen ("Deutsches Ärzteblatt", Bd. 107, S. A1417). Es sei an der Zeit, die bahnbrechenden Erkenntnisse der Placeboforschung in den therapeutischen Alltag zu integrieren und für die Optimierung der Standardtherapien zu verwenden, sagte Robert Jütte von der Robert-Bosch-Stiftung in Stuttgart, der die Federführung bei der Erarbeitung der Stellungnahme hatte.
Der zweijährige, in der Stellungnahme mündende Diskurs über den Placeboeffekt ist damit auch eine Mahnung an die Ärzte, sich wieder stärker auf alte ärztliche Tugenden wie Vertrauen, Empathie und Fürsorge zu besinnen. Wo im Minutentakt behandelt und der Patient schon nach wenigen Sekunden beim Beschreiben seiner Beschwerden unterbrochen wird, gedeiht keine vertrauensvolle Beziehung. Der Kranke spürt recht schnell, dass der Blick des Arztes von ihm weg auf seine Organe, seine Laborwerte und die Uhr geht. Er erlebt die Kluft zwischen der wissenschaftlichen Genauigkeit der Untersuchung und der Wahrnehmung seiner Befindlichkeit, seiner Bedürfnisse und seiner Ängste.[3]]

Ganz anders der Arzt nach der zweiten MRT. Er vergleicht Bild für Bild, Hirnschicht für Hirnschicht zusammen mit K mit den Aufnahmen vor zwei Jahren. K fühlt sich als mündiger Patient, muss nicht nur geduldig glauben, wird nicht für dumm verkauft, darf den Dingen auf den Grund sehen, gemeinsam mit einem Fachmann.
Schon vor zwei Jahren war das so. Damals wurde auch der Halswirbelbereich durchleuchtet. Zwei hohle Fäuste demonstrierten, was geschieht, wenn die Wirbel aufgerichtet werden, wie der Durchlass dabei abgeklemmt werde. Bei einem Schlag, beispielsweise durch einen Auffahrunfall: Querschnittslähmung abwärts. Anschaulich und nüchtern.

Computer, die Bilder aus dem Gehirn liefern und Gene entschlüsseln
[Nun aber sind auch eure Haare auf dem Haupte alle gezählt. (Matthäus 10,30)
Auch Jesus wusste also schon über Gene Bescheid.]
sind keine Problemlöser, sondern nur Werkzeuge. Ein Werkzeug ist so gut, wie der, der es anwendet.
Einfache lineare Erklärungsmodelle die in der populärwissenschaftlichen Literatur Hochkonjunktur haben, taugen wenig.
In Ratgebern werden Dinge oft bis zur Lüge vereinfacht.
Ein Diagnostiker, der Sachverhalte deutlich erkennt, ist noch lange kein guter Therapeut.

Auch den abschließenden Termin beim Professor muss K von sich aus anberaumen. Noch einmal zwei Monate.

(Mir erzähl K erst nach weiteren vier Wochen davon. So lange hat es gedauert, bis er den Ablauf des Geschehens auf die Reihe gebracht hat, das für ihn wieder einen Rückschlag bedeutete.)

Diesmal gibt es wenigstens eine minimale Stellungnahme zum Langzeit-EEG: „Es haben sich keine Anzeichen einer Epilepsie ergeben. Die hätten wir mit schweren Medikamenten behandeln müssen.“
Zur MRT wiederholt der Professor nur den abschließenden Satz des Kardiologen: „Keine gravierenden Veränderungen.“

K meint, er habe ein dreirädriges Liegerad ausprobiert, das nicht umfallen könne und die richtige Stellung der Halswirbel gewährleiste.

„Sie verrennen sich da in eine Sache! Sie haben nichts als eine Angststörung. Da gibt es gute Mittel und erfolgreiche Behandlungen, am besten stationär in der Psychiatrie. Welche Medikamente nehmen Sie bisher?“

K berichtet er nehme keine, Marianne Leuzinger-Bohleber schreibe in ihrem Buch „Depression und Neuroplastizität“ schon in der Einführung über Patienten mit MDD: „Mehr als 20% reagieren nicht auf antidepressive Medikamente. Fast 60% der Patienten in den Hausarztpraxen sind auch zwölf Monate nach Beginn der Erkrankung noch depressiv und 20% diese Patientengruppe bleiben über zwei Jahre depressiv, obschon sie eine medikamentöse Behandlung erhalten. Außerdem erleiden ein Drittel der Patienten einer medikamentösen Behandlung innerhalb eines Jahres einen Rückfall, 75% innerhalb von fünf Jahren.“
Außerdem habe K Bekannte, die zwar von den Mitteln nicht süchtig würden, aber doch von deren ständigen Einnahme abhängig.
Es mag sein, dass er unter Angststörungen leide, aber in diesem Falle sei es ganz konkrete Furcht vor erneuten Aussetzern.

Sichtlich verärgert ob solcher Eigenwilligkeit eines Patienten nimmt der Professor sein Diktiergerät zur Hand, ignoriert K und bestätigt sich selbst: „... Angststörung ... stationäre Psychiatrie ...“

„Bin ich denn so gemeingefährlich, dass ich weggesperrt werden muss?“ befürchtet K im Stillen, „oder wird man auch hier für verrückt erklärt, wenn keine physischen Ursachen gefunden werden?“

K zum Professor: „ Es ist sehr beschämend für mich, quasi als Hypochonder dargestellt zu werden. Die Aussetzer waren *realistisch*. Meine Frau sprach davon, dass ich für Sekunden weggetreten sei, als ich sie in den Graben chauffierte. Mein aufgeschlagener Ellenbogen machte nach dem Sturz mit dem Rad mehrere Wochen lang *realistische* Beschwerden, es war *realistisch*, als mir die Leute an der Tankstelle, die ich beim Erwachen erblickte, nicht halfen, da sie mich für einen Besoffenen hielten.“

Auch das glaubt der Professor nicht, führt einen brachialen Test durch: Erst muss K unter einer Augenabdeckung links und rechts nach Lichtchen schauen, dann muss K aufstehen, der Professor hebt seinen Kopf an, bis K taumelt. Die Augenbrille beweist dann doch, dass K das Gleichgewicht verloren hat.

„Sie können mir also nicht helfen ..." hebt K zu sprechen an, als ihm der Professor mit den Worten „Wir sind miteinander fertig." die Tür weist.

Benommen torkelt K zur nächsten Hecke und übergibt sich, hat unerträglichen Kopfschmerz, ist unfähig zu gehen und muss sich nach Hause fahren lassen.

K stürzt ein drittes mal, beim Staubsaugen, als er Spinnweben an der Decke beseitigen will, ein viertes mal, als er den Hund seiner Nachbarin ausführt, beim Überqueren einer (glücklicher Weise kaum befahrenen) Straße.

Nur wer einen Fehler zweimal macht ist dumm, K kommt sich dreifach dumm vor, als er die Parallelen bei den vier Stürzen erkennt:
Jedes mal hat er den Kopf gehoben, jedes Mal ist das Warnsignal des Schwindels ausgeblieben - oder hat er sich im Laufe der Jahre daran so gewöhnt, dass er es nicht mehr wahrnimmt?
Jedenfalls erkennt K für was das Schwindelgefühl gut war.

Frau K ist beruhigt, dass Herr K sich untersuchen ließ. Wenigstens Etwas.
Herr K weiß so wie so: er wird kein KFZ mehr steuern, ob mit SEP, EEG und MRT oder ohne.
„Einmal ist hier schon einmal zu viel.", stellt er fest.

Eine Operation könne alles beheben, glaubt sie - K ist erneut verunsichert: „Sehe ich das nicht täglich bei unserem Nachbarn?
Mit seinem Steifen Genick kann der nur nach unten schauen, wenn er eine Rumpfbeuge vorwärts macht. Blickt er nach oben, hält er sich am Geländer fest um eine Schräglage nach hinten zu bekommen."
Der viel-Leser K müsste da seine Bücher mit rechtwinklig zu seinem Körper ausgestreckten Armen halten.
Der Besuch von Ausstellungen wäre nur mehr mit einem Liegesitz-Rollstuhl möglich. So kann K wenigstens den Kopf relativ beschwerdefrei zur Seite drehen, um, wie ein Huhn, den Blick nach oben zu richten.

Es fällt K schwer, sich mit der neuen Situation abzufinden ohne zu resignieren.

Spärliche öffentliche Verkehrsmittel in ländlichem Gebiet legen ihm ein zusätzliches Raum-Zeit-Korsett an.
„Wenn man es akzeptiert, kann es auch stützen:“
K organisiert via Internet die Belieferung mit Lebensmitteln ins Haus, besorgt frisches Obst und Gemüse per Bus und Rucksack.

Trotzdem leidet K vom 18. Oktober bis 18, November wieder an massiven depressiven Schüben, die er so sehr fürchtet, sich hinterher schämt, die Selbstkontrolle verloren zu haben. (Die Entwicklung zur Immobilität hat sicher auch dazu beigetragen.)

Trocken auf trocken, feucht auf feucht, wusste der alte Hausarzt. (Bei trocken auf feucht produziert der Körper nur noch mehr Flüssigkeit.) Den Teufel mit Beelzebub austreiben sagt die Bibel. Emotion auf Emotion rät Leuzinger-Bohleber: „Psychoanalyse und Neurowissenschaften stimmen darin überein, dass nachhaltige Veränderungen bei der Depression nicht durch kognitive Einsichten zu erzielen sind, sondern intensiver emotionaler Erfahrungen in einer neuen korrigierenden Beziehung zum Analytiker bedürfen.“

Der Therapeut ist der einzige Arzt, der K in solch schwierigen Zeiten wirklich geholfen hat, immer wieder.
Er hilft auch jetzt bei dem Rückfall in die Depression, nimmt sich unbegrenzt Zeit für K, bestätigt ihm auf dem richtigen Weg zu sein, verstärkt ihn dabei, den Zustand mit seinen, für sich persönlich gefundenen und bewährten Mitteln zu bekämpfen.
Medikamente seien der letzte Ausweg, wenn nichts mehr helfe, so wie bei einer Beinverletzung die Amputation die letzte Möglichkeit wäre.

K will den Zustand seiner Depression hinterher nicht mehr wahr haben, verleugnet ihn sogar, fürchtet trotzdem eine Wiederkehr.
Wenn er drin steckt, glaubt er aus der Lage, in der er nicht mehr Herr über sich selbst ist, nie mehr heraus zu kommen außer durch Suizid.
K bekommt bestätigt, dass das normal ist, wenn man verrückt ist.

„Ich würde mich nicht an den Halswirbeln operieren lassen, davon ist keinerlei Verbesserung zu erwarten.“ – Noch eine Erleichterung, diese Entscheidungshilfe.

„Sie können jeder Zeit zu mir kommen.“ Den Satz nimmt K mit, schluckt ihn statt einer Arznei. Der stärkt und tröstet ihn.

K bezeichnet es als seine Hölle: Er hat das

Weltbild

vollständig verloren, ist in ein existentielles Vakuum geraten.
Ohne Weltbild kann kein Mensch existieren:
Kein Ziel, kein Wegweiser am Lebensweg, kein Geländer, der Weg selbst weg.

Niemandem fehlt etwas, bevor es ihm nicht fehlt.
(Das Herz wird erst wahrgenommen, wenn es anklopft oder sticht, nicht wenn es brav seine Leistung erbringt.)
Wie das Geländer, an dem sich der homo faber auf seinem Weg zum erhofften Erfolg festhält.
Die Festigkeit genügt ihm dabei:
er kann sich keine Zeit nehmen, hat keinen Blick für Beschaffenheit und Verankerung, Fels oder nur Eis.
Auch den Weg untersucht er nicht: Hauptsache, man kann sich darauf fortbewegen, zur Belohnung, die meist in Form von Geld winkt, das Belohnung im Gehirn einschalten kann.

Gott ist tot – meint Nietzsche.
K: „So ein Blödsinn! Wer tot ist muss vorher gelebt haben. Außerdem lebt da tatsächlich ein Gott, hat sich in den Gehirnen von Menschen seit Jahrtausenden eingenistet, ist deshalb auch nicht so schnell tot zu kriegen."

Das Glaubensgeländer wird – nach Kant – durch die Vernunft zur eigenen Domäne erklärt, unabhängig von der reinen Vernunft, und ist als Lebenshilfe höchst empfehlenswert.

„Wie einfach und praktisch einen Gott immer dabei zu haben – wie ein Taschentuch." (Schnupfen sei der Stuhlgang des Gehirns, meinten die alten Griechen – welch eine Metapher!)

Dabei will K das Weltbild anderer gar nicht zerstören, hat dieses Leiden ja selber beileibe erlitten.

Doch das Leben des „homo faber" draußen erscheint K fremd und unwirklich, als ob er als Verstorbener von oben herab auf die Welt sieht.

„Mein Gott, mein Gott, warum hast Du mich verlassen?“ (Mk 15, 34), schreit K wie Jesus am Kreuz.
und „Mich dürstet!“ (Johannes 19,28)
(Unverständliche Handlungen werden in der Bibel des öfteren mit den Worten „auf dass die Schrift erfüllt werde“ abgetan)

K weiß genau nach was ihn dürstet.

Die Weltbilder, die es so von der Stange gibt, taugen auch nicht mehr.
Religionen haben es noch dazu längst versäumt, die Anzüge dem Zeit-Körper anzupassen.
K lässt los davon, wie von seinen Gewändern, die ihm auch nicht mehr passen.
Neue Kleider zu kaufen ist für ihn einfach, die gibt es für dürre Jugendliche.
Ks neues Weltbild muss dagegen maßgeschneidert werden.

Jede Religion, jede Sekte, jede Philosophie, bis hin zur Astrologie und sonstigen Scharlatanerien beanspruchen jede für sich in Besitz der Wahrheit zu sein, mit den dazugehörigen Schriftgelehrten und Priestern, die das alleinige Recht der Auslegung und Interpretation für sich beanspruchen, ausgewiesen durch passende Titel und Kostümierung sich über das gemeine Volk der Gläubigen erheben.
Propheten geben Hochrechnungen aus der Vergangenheit als Blick in die Zukunft aus, unangreifbar legitimiert durch ihren Gott, wie sie sich einbilden.
Es braucht gar nicht David Hume um feststellen zu können, dass dogmatische Metaphysiker etwas zu wissen vorgeben, das sie gar nicht wissen können.

Dank ihrer selektiven Wahrnehmung glauben die Gläubigen ihnen dann.

> [Neigen wir zu einer bestimmten Ansicht (zum Beispiel, dass die 13 eine Unglückszahl ist), suchen wir unbewusst nach weiteren Bestätigungen dafür. Jedes Unglück, das uns an einem 13. widerfährt, erinnert uns fortan an diese Hypothese und wird als Beweis dafür gewertet. Widersprechende Tatsachen (also ein 13., der ergebnislos vorbeigeht) erinnern uns an nichts und werden deshalb ausgeblendet. Es ist leicht zu sehen, wie dieser psychologische Mechanismus die Glaubensmaschine am Laufen hält.[4]]

Glaube – selbstverschuldete Unmündigkeit. „Unmündigkeit ist das Unvermögen, sich seines Verstandes ohne eines anderen zu bedienen. Selbstverschuldet ist diese Unmündigkeit, wenn die Ursache derselben nicht am Mangel des Verstandes, sondern der Entschließung des Mutes liegt, sich seiner ohne Anleitung eines anderen zu bedienen. Sapere aude! Habe Mut, dich deines eigenen Verstandes zu bedienen! ist ... der Wahlspruch der Aufklärung."[2]

Anspruch, Festigkeit und ewige Dauer werden zudem in gewaltigen Architekturen mit alles überragenden Türmen festgemauert.

> Oh seht mir doch diese Hütten an, die sich diese Priester bauen!
> Kirchen heißen sie die süßduftenden Höhlen.
> Oh über diess verfälschte Licht, diese dumpfe Luft!
> Hier, wo die Seele zu ihrer Höhe hinauf - nicht fliegen darf!
> Sondern also gebietet ihr Glaube: „ auf den Knien die Treppe hinauf, ihr Sünder!"
> Wahrlich, lieber sehe ich doch den Schamlosen, als die verrenkten Augen ihrer Scham und Andacht.
> Wer schuf sich solche Höhlen und Buss-Treppen?
> Waren es nicht Solche, die sich verbergen wollten und sich vor dem reinen Himmel schämten?
> Und erst wenn der reine Himmel wieder durch zerbrochene Decken blickt,
> und hinab auf Gras und rothen Mohn an zerbrochenen Mauern,
> will ich den Stätten dieses Gottes wieder mein Herz zuwenden.
> Also sprach Zarathustra [9]

Alle diese Modelle sind von Menschen gemacht und für Menschen ist es nicht möglich, die Wahrheit per se zu erkennen.
Viele Brillen filtern das Wahrnehmungslicht, lassen bei jeder Person nur ein winziges, individuelles Spektrum zu.
Da ist die biologische Brille, mit genotypischen und phänotypischen Filtern, die soziologische, die kulturelle, und, und, und.

Uminterpretieren bis alles passt? Ein Bruder Ks schafft das. Der ist auch in Besitz der missio canonika, ist gesandt, die verbindlichen Glaubensregeln der Katholen zu lehren.
Wie er nur beten könne „Ich glaube an die eine, heilige katholische Kirche", möchte K wissen. „Ich glaube eben an das Heilige in der katholischen Kirche." Da muss er aber an sehr wenig glauben!

K sieht sich nach passendem Weltbild-Stoff um, liest griechische Philosophen, besucht ein geisteswissenschaftliche Seminare (lernt dort die Professoren Schefold, Vetter, Balle, Förster, Fröhlich, Hoffman, Schredl und ihre Sichtweisen kennen).

Dann lernt K das Weltbild seines Vaters kennen, das in dessen wissenschaftlichen Arbeiten über Astronomie verwoben ist.
„Vater unser, der du bist *in mir*."
Gott ist „keine außer mir befindliche Substanz, sondern bloß ein moralisches Verhältnis *in mir*".[2]

(Noch auf dem Totenbett hatte der Vater aufgetragen: „Bleibe dem wissenschaftlichen Arbeiten treu!" Doch K war damals nicht einmal neun Jahre alt, so wirkte sich dann doch der Einfluss der Mutter, in die pädagogische Familienschiene einzuschwenken und Lehrlinge auszubilden, stärker aus.)

K scheint, dass die Wissenschaft den klarsten Blick auf die Wahrheit und somit auf Gott vermittelt:
„Die Metaphysik steht nur noch daneben, weil sie nicht erforscht ist, oder werden kann."

Doch das wissenschaftliche Denken steht gegen den Hang der Mehrheit zu den überlieferten religiösen Erklärungen, und wird, wie alles Neue als unnatürlich wahrgenommen. Ethik entsteht kaum bewusst, sie hat sich über Jahrtausende entwickelt.
In aller Dreistigkeit argumentiert hier der Vatikan: „Da die Wissenschaft stets nur begrenzte Einsicht liefert, hat die Offenbarung das Primat."
Christlich geprägtes Abendland? - Abendland schon: da geht die christliche Lehre unter.
Kirchlich geprägtes Abendland wäre da wohl der treffendere Begriff.

Da der übliche Gottesbegriff (als Begriffs-Topf für unerklärliche Phänomene) K nicht mehr ausreicht, prägt er für sich einen neuen:

LOGOTT

Der ist nicht irgendwo im Himmel, kein Wesen, nicht in Raum und Zeit, erst recht nicht in eine Person eingesperrt.

Übersteigt das jedes menschliche Vorstellungsvermögen?
Der Homo sapiens, so vernunftbegabt er auch sein mag, kann scheinbar alles nur vermenschlichen.
K: „Trotzdem sind wir alle ein Teil LOGOTs, weil wir Teile der Menschheit sind, Sandkörner, jedes wichtig an seinem Platz, vom Wind des Schicksals dort hin getragen, wie bei einer Düne. Menschen, die durch ihr Verhalten offenkundig machen, wie man sich unmenschlich verhält, je schlimmer, desto deutlicher, sind das auf besondere Weise."

[Selbst die Geschichte des Weltalls ist implizit in uns verborgen: In der ausgefeilten Konstruktion unseres Gleichgewichtsorgans spiegelt sich die Wirkung der Schwerkraft wider, im Bau unseres optischen Wahrnehmungsapparats kommt die Natur der elektromagnetischen Strahlung zum Ausdruck, und die chemischen Elemente, aus denen wir bestehen, haben sich zum Teil vor Millionen von Jahren im Inneren von weit entfernten Sternen in der Nukleosynthese gebildet. Wir sind, im wahrsten Sinne des Wortes, Sternenstaub. So gesehen zeigen sich selbst auf der plumpsten, materiellen Ebene Kontaktstellen zu einem sehr viel größeren, kosmischen Sein, das uns nicht nur mit dem Universum, sondern mit allen anderen lebenden Wesen verbindet.[4]]

Ideengebilde, gute und schlechte, müssen personifiziert werden, müssen ein menschliches Gesicht bekommen.
(Das Christentum, von einem Griechen (Johannes) beschrieben, von einem Römer (Saulus, alias Paulus) verbreitet, hat das Gesicht eines Juden (Jesus Christus).)
Der Begriff „Schöpfung“ erklärt sich für K durch diese vermenschlichende Art und Weise selbstredend:
Da muss die Welt auch von jemandem irgendwann gemacht sein.

[Stephen Hawking und Leonard Mlodinow geben in ihrem Buch „Der große Entwurf“ eine neue Erklärung des Universums: Weil laut Einstein Energie gleich Masse mal Beschleunigung zum Quadrat ist, können Teilchen und Antiteilchen im Vakuum spontan entstehen und auch spontan wieder zerfallen. Spontane Erzeugung sei letztlich der Grund, weshalb etwas sei und nicht einfach nichts. Daher sei es nicht nötig, Gott als den ersten Beweger zu bemühen, der das Licht entzündet und das Universum in Gang gesetzt habe. Kurzum, kein Schöpfer kann sich im Universum zu Hause fühlen.]

Doch ein winziges Stück ist für jeden von uns zu erblicken, von der wunder-baren Ordnung LOGOTT, in jedem Stein, in jeder Pflanze, jedem Tier und jedem Menschen.

Die Worte Kants, die auch auf seiner Grabtafel stehen unterstützen K:

> Zwei Dinge erfüllen das Gemüt
> mit immer neuer und zunehmender Bewunderung und Ehrfurcht,
> je öfter und anhaltender sich das Nachlenken damit beschäftigt:
> Der bestirnte Himmel über mir und das moralische Gesetz in mir.

Kant hält die religiöse Ethik des Christentums für die einzig vertretbare.

K jedoch stört das Schielen auf das Jenseits:
„Da muss man Probleme nicht im Diesseits angehen, der Herrgott wird es schon richten."
Für i-want-it-all-and-i-want-it-now-Typen mag das ja notwendig sein.
Die sollen ihr „Forschen und Handeln wenigstens so betreiben, "als ob" es eine Totaliät der Welt gäbe, "als ob" die Seele unsterblich sei und "als ob" Gott existiere. Die Idee Gottes kann also niemals als die Erweiterung unserer Erkenntnis angesehen werden. Sie kann nur dazu dienen, unserem Forschen und Handeln Richtschnur zu sein." [2]

Menschen tun so viel „Gutes", um nachdem Tod ins Paradies zu gelangen.
„Selbstmord-Attentäter halten ihre Tat eben auch für gut, für das Allerbeste, die direkte Eintrittskarte an der Todeskasse in den Garten Eden."

Auch über die christliche Wunder-Geilheit kann sich K nur wundern: „Ist die Wahrheit nicht Wunder genug? Die Wunder in der Bibel, die dabei als Dreingabe, als mitgelieferter Beweis erfolgen, schwächen das Eigentliche doch nur ab. Derartige Jahrmarktseffekte wären doch wirklich nicht nötig."

Beim Studium der Bücher von Baruch de Spinoza die der vor mehr als 300 Jahren verfasste, findet K einen Begleiter, fühlt sich nicht mehr so alleine gelassen: „Da haben wir eine ganz konkrete Selenwanderung: Die Seele Spinozas ist gewissermaßen zu mir gekommen."

[Spinoza hatte Bacon, Hobbes und Descartes gelesen, Leibniz hat mit ihm korrespondiert und ihn besucht.
Was Spinoza suchte, hatte er nicht gefunden: eine Philosophie, die an die Stelle seines verlorenen Glaubens treten könnte. Er suchte, „ ... ob es irgend etwas gebe, das ein wahres Gut sei, dessen man teilhaftig werden könne und von dem allein ... die Seele ergriffen werde." So machte er sich selbst daran eine Philosophie zu entwerfen, die so klar und logisch wie eine geometrische Abhandlung sein sollte.
Einen ersten Versuch unternahm er mit der „Kurzen Abhandlung von Gott, dem Menschen und seinem Glück". Sein Hauptwerk nannte er dann „Ethik nach geometrischer Methode dargestellt". Seine Lehrsätze fand er durch strenge Deduktion. Er arbeitete seit seinem 30. Jahr daran, 15 Jahre später hatte er es vollendet, veröffentlicht wurde es erst nach seinem Tode. Inzwischen verfasste er einen theologisch-politischen Traktat.
Die Realität der Substanz, also Gottes, nehmen wir laut Spinoza in zwei Formen („Attributen") wahr: als Ausdehnung oder Materie und als Denken oder Geist. Diese beiden Attribute der Substanz sind nicht getrennte Eigenschaften, sondern einfach zwei Aspekte der gleichen Realität: die Materie nehmen wir mit den Sinnen wahr, und das Bewusstsein erfasst die Realität durch das Denken. Gott hat unendlich viele Attribute, aber es sind nur diese beiden, die wir erkennen können. Die Attribute finden ihren Ausdruck in den Einzeldingen, den Körpern, die Spinoza „Modi" nennt. Gott ist nicht nur der Urgrund des Geistes, sondern auch aller Körper. Gott ist also keine Person, er ist die Summe aller Geistigkeit (Beseelung, Empfindungen, Denken) und aller Materie, eben alles Seienden. Deshalb ist für Spinoza auch der menschliche Geist Teil eines unendlichen Verstandes. Die Distanz, die zu einem transzendenten, jenseitigen Gott besteht, ist bei Spinozas Gottesvorstellung aufgehoben. Könnten wir alle Dinge von außen und von innen wahrnehmen wie uns selbst, würden wir feststellen, dass alle Dinge beseelt sind, wenn auch in verschiedenen Graden. Spinoza war überwältigt von der erhabenen Ordnung der Natur, in der die Gesetze einer göttlichen Offenbarung zu erkennen waren. Der Wissenschaftler, der diese Gesetze untersucht, entdeckt selbst in den geringfügigsten Einzelheiten diese Offenbarung, denn " ... je mehr wir die Einzeldinge erkennen, um so mehr erkennen wir Gott." Bei Spinoza liegen Wissenschaft und Religion nicht mehr im Widerstreit, sie sind eins.[5]]

Missbrauchsfälle in der katholischen Kirche treten mit dem Jahr 2010 an die Öffentlichkeit: „Das sechste Gebot ist natürlich in einer Boulevardzeitung am publikumswirksamsten. Dabei steht es um die anderen neun Gebote auch nicht besser."

K fällt es wie Schuppen von den Augen,
auch er hat fast ein halbes Jahrhundert lang verdrängt, aus Scham und falschem Schuldgefühl,
hat als Kind oft das Allerheiligste, den Leib Christi hinter der Kirche erbrochen, das Kind K war ohne Trost alleine mit der Todsünde, die das wichtigste Ziel der Katholiken, ein Leben nach dem Tod, unmöglich machte.
(Vor Empfang der ‚Heiligen Kommunion' durfte K vier Stunden vorher nichts essen und eine Stunde nichts trinken.
Ihm war zudem klar gemacht worden, dass gegen Todsünden auch keine Beichte hilft.)
Die katholischen Lebensregeln sind sein einzigstes Gerüst, untauglich für ihn, wie ein schwacher Grashalm, auf den eine Wicke klettert und umknickt: er versuchte durch Übereifer der ewigen Verdammnis vielleicht doch noch zu entgehen, wird Messdiener, schwingt das Weihrauchfass, atmet die psychoaktiven Substanzen ein die angst- und depressionshemmend wirken, sieht in der Sakristei hinter die Kulissen des liturgischen Theaters, verdrängt trotzdem fleißig, was sich an scheinheiligem Verrat an der christlichen Lehre dort abspielt.

> Und nun erst kommt ihm der große Schrecken, das große Um-sich-sehn, die große Krankheit,
> der große Ekel die große See-Krankheit.
> Falsche Küsten und falsche Sicherheiten lehrten euch die Guten;
> in Lügen der Guten ward ihr geboren und geborgen.
> Alles ist in den Grund hinein verlogen und verbogen durch die Guten.
> also sprach Zarathustra [9]

Doch sein Chemie-Wissen aus der Unterprima des wissenschaftlichen Gymnasiums brachte es wieder ans Licht,
und ihm Faustschläge ins Gesicht, bis ihm Hören und Sehen vergingen:
Er hatte in einer Schulaufgabe geschrieben, er könne sich nicht vorstellen, dass Einäscherung eines Leichnams eine Todsünde sei, denn ein Aas oxidiere, so oder so, mit oder ohne Lichterscheinung.

> [Bis zur neuen Fassung, die im Dezember 1970 von der Arbeitsgemeinschaft für liturgische Texte der Kirchen des deutschen Sprachgebietes verabschiedet wurde, beteten die Katholiken bei jeder ihrer „heiligen Messen" im Glaubensbekenntnis: „Ich glaube an ... die Auferstehung des *Fleisches* und ein das ewige Leben, Amen."
> („Ein schrecklicher Gedanke, in der Ewigkeit auch noch den Körpers dieses Gnoms von Religionslehrer, der sich gar
> ‚Papa Weiß' nannte, wieder sehen zu müssen" lacht K heute.)]

Dabei waren es nicht einmal die körperlichen Schmerzen, die ihm der Religionsprofessor zufügte, sondern die Demütigungen vor der ganzen Klasse, der Verweis von der guten auf die schlechte Seite, die das Trauma vervollständigen.
„Was tust du deiner Mutter an!“, schrie der Lehrer noch dreimal, die Hände gegen den Himmel ringend, als K schon am Boden lag.

K reagierte ähnlich wie vorher, legte das Religionsabitur mit „sehr gut“ ab und sackte dafür im Fach Chemie ab.

Selbstmörder werden außerhalb der Friedhofsmauer verscharrt, ein zweites Bild das K bedrängt,
und ein drittes, eigentlich unscheinbares taucht auf:
Vor wenigen Jahren tat sich ein Obdachloser an Brot und Wein eines „Erntedank-Altares“ gütlich. (Die ausgestellten Lebensmittel verderben ohnehin, oder die Pfarrersköchin erbarmt sich ihrer.)
Laut Zeitungsbericht erstattete der Pfarrer daraufhin bei der Polizei Anzeige.

Was sich im Laufe der vergangenen zwei Jahre leidvoller Entwicklung als unumgänglich erwiesen hat, setzt K jetzt in die Tat um:

Er nimmt allen Mut zusammen und wählt den Gründonnerstag, 1. April um aus der katholischen Kirche auszutreten:
„Grün? – das war man damals Jesus wirklich nicht.“
[„Grün“ kommt hier von „greinen“ (in Süddeutschland ein gebräuchliches Synonym für „weinen“).]
„Judas soll Jesus an diesem Tag für Geld verraten haben, heute macht das die katholische Kirche täglich, schickt dabei ihre Gläubigen in den April.“
Am Karfreitag war der Kirchenaustritt ohnehin nicht möglich:
„Da *feiert* man die Hinrichtung Jesu in so genannten Gottesdiensten – schon alleine dieses Wort zeugt von Irrsinn -,
und an einem Feiertag sind die Standesämter geschlossen.“

K begibt sich entschlossen weg von den „Guten“ auf die Seite der „Schlechten“.

> Den Schaffenden, den hassen sie am meisten: den, der Tafeln bricht und alte Werthe, den Brecher heißen sie Verbrecher.
> Die Guten nämlich - die *können* nicht schaffen: die sind immer der Anfang vom Ende: -
> - sie kreuzigen den, der neue Werthe auf neue Tafeln schreibt, sie opfern *sich* die Zukunft,
> - sie kreuzigen alle Menschen-Zukunft!
> Die Guten – die waren immer der Anfang vom Ende. -
> Also sprach Zarathustra [9]

K wird jetzt als konfessionslos bezeichnet.
Dabei ist er nur konfektionslos:
Ein Test[4] (der ehrlicher Weise nicht den Anspruch auf Wissenschaftlichkeit erhebt) weist ihn zu 63,63% als Atheisten, 18,18% als Juden, 9,09% als chinesischen Universisten und 9,09% als Hinduisten aus.

K zählt jetzt zu den Ungläubigen:
„Glauben heißt, von einer Sache überzeugt sein, der man nicht *selbst* auf den Grund gehen kann. Ich muss, so es mir möglich ist, den Dingen auf den Grund gehen, oder wenigstens der *Glaubwürdigkeit* der Zeugen, die mich überzeugen."

Ein vorgedruckter Brief des Pfarrers verweigert K ein kirchliches Begräbnis, spricht ihm alle kirchlichen Ehrenämter ab (K ist Tauf- und Firmpate), im gleichen Atemzuge wird er verhöhnt er könne gar nicht aus der Kirche austreten, da die Taufe unumstößlich sei.

K bittet darauf hin seinen ältesten Sohn, ein paar Worte bei der Beisetzung zu sprechen: „Das ist mir ohnehin lieber, als das ganze verlogene Pfarrer-Bla-Bla." Das sei für ihn kein Problem, meint der.

Und K kümmert sich nach wie vor um seine Patenkinder, vergisst ihre Ehrentage nicht.

Ein Grundübel bei den Katholiken ist für K die Art und Weise der Vergebung bei der Ohrenbeichte:
Da maßen sich Geistliche an als Stellvertreter Gottes Sünden vergeben zu können.
Für die Sünder ist es ganz einfach: beichten und weg mit der

Schuld.

Beichten, so oft man will, dann ist man wieder im Stande der „heilig machenden Gnade".
Für neue Schuld ist wieder Platz, wenn der Eimer voll ist, gibt es wieder Absolution.
Und weiß man nicht mehr ein noch aus, dann macht man ein Geheimnis draus. „Geheimnis des Glaubens."

Auch die Gesellschaft deckt Fehler auf, sucht den Schuldigen und verurteilt ihn.
Damit scheint die Sache ebenfalls erledigt.
Es erübrigt sich die weit schwierigere Arbeit, dem Problem auf den Grund zu gehen und Lösungswege zu suchen.
Vergangenheitsbewältigung statt Zukunftsorientierung.

Das wahre Übel ist die Unwissenheit, weiß schon Sokrates.
Niemand tut gegen sein besseres Wissen freiwillig Böses.

Der deutsche Gesetzgeber setzt den freien Willen des erwachsenen Menschen voraus: Die freie Willensbestimmung kann nur im Zustand der Bewusstlosigkeit oder „krankhafter [oder vorübergehender] Störung der Geistestätigkeit" dauerhaft oder vorübergehend unmöglich sein (§ 104 f. BGB).
Im Strafrecht gilt das Postulat des freien Willens:
Doch nach § 20 StGB

> [Ohne Schuld handelt, wer bei Begehung der Tat wegen einer krankhaften seelischen Störung, wegen einer tief greifenden Bewusstseinsstörung oder wegen Schwachsinns oder einer schweren anderen seelischen Abartigkeit unfähig ist, das Unrecht der Tat einzusehen oder nach dieser Einsicht zu handeln.]

ist nicht einmal ein Richter gezwungen, sich Fragen zu stellen, die er nicht beantworten kann, Wissen zu sammeln, das er nicht finden kann, und Beweise zu führen, die er nicht beherrscht. Sein Programm ist auf seine Erkenntnismöglichkeiten reduziert, es steht mit ihnen in Einklang. Er ist nichts anderes, als ein Schiedsrichter im Spiel des Staates, der nur die *Nummern* der Spieler denen der Paragraphen zuordnet.

Man kann ein Übel auch nicht an jemandem festmachen, auf einen Sündenbock laden und ihn damit in die Wüste schicken.

Es geht um das Übel selbst, nicht um Personen, durch die es in Erscheinung tritt.
Vergangenes kann man nicht mehr ändern aber vielleicht die Zukunft.
Aus Fehlern könnte, sollte, *muss* gelernt werden.
Andere Menschen kann man dabei kaum ändern, das eigene Verhalten sehr wohl.

Deshalb sucht K keine Schuldigen, klagt niemand an, verurteilt niemand.
Durch seinen Weg durch die Hölle neigt er heute mehr zum Determinismus.
Es geschehen viele Dinge mit seiner Person, die er absolut nicht will.
Betrachtet er die eigene Noogenese, stellt er fest, dass bestimmte Situationen KKK auslösen, findet es beschämend, keinen Einfluss darauf zu haben, *trotz* größter Willensanstrengungen.

Der Mensch denkt und Gott lenkt, meint der gesunde Hausverstand und bringt sich damit in Unklang mit christlichen Kirchen. Dort hat die Willensfreiheit eine Schlüsselstellung, denn nur wenn der Mensch sich frei entscheiden kann, kann er letztlich die Verantwortung für sein Tun tragen. Ein gerechter Gott könnte einem Sünder sonst dessen Sünden nicht als Schuld anlasten. Somit wäre auch ein zentrales Element, die Vergebung der Schulden (Erlösung), hinfällig.
Jesus selbst spricht Pilatus gewissermaßen den freien Willen ab:

> (Da sprach Pilatus zu ihm: Redest du nicht mit mir? Weißt du nicht, daß ich Macht habe, dich zu kreuzigen, und Macht habe, dich loszugeben?)
> Jesus antwortete: Du hättest keine Macht über mich, wenn sie dir nicht wäre von obenherab gegeben.
> (Johannes 19,11)

Wie kann er da jemand anderen moralisch verantwortlich machen, wenn der in jeder Situation immer nur eine, oder eine stark eingeengte Möglichkeit zu handeln hat?

Freier Wille besteht jedenfalls kaum im Augenblick einer Handlung, ist, wenn ihn gibt, viel früher anzusiedeln:
beim Ausprägen der eigenen ethischen Grundsätze, die später die Entscheidungsmechanismen im Gehirn leiten können.

[Albert Einstein: „Ich weiß ehrlich nicht, was die Leute meinen, wenn sie von der Freiheit des menschlichen Willens sprechen. Ich habe zum Beispiel das Gefühl, dass ich irgendetwas will; aber was das mit Freiheit zu tun hat, kann ich überhaupt nicht verstehen. Ich spüre, dass ich meine Pfeife anzünden will und tue das auch; aber wie kann ich das mit der Idee der Freiheit verbinden? Was liegt hinter dem Willensakt, dass ich meine Pfeife anzünden will? Ein anderer Willensakt? Schopenhauer hat einmal gesagt: ‚Der Mensch kann tun was er will; er kann aber nicht wollen was er will.'"

Auch die Neurowissenschaftler Gerhard Roth, Henrik Walter und Wolf Singer sind der Ansicht, der freie Wille sei eine Illusion.
Nach ihrer Auffassung geht der Willensakt neuronalen Prozessen nicht voraus. Stattdessen ergibt sich nachträglich die bloße Illusion, sich frei entschieden zu haben.
Das Empfinden, etwas zu wollen – der „Willensakt" also – resultiere als illusionäres Epiphänomen aus den kortikalen und subkortikalen Prozessen, die bei der Vorbereitung einer Willkürhandlung ablaufen.

„Warum sollte denn der von Gott unmittelbar geschaffene autonome und selbstbewusste Geist ein Gehirn oder gar die Beeinflussung von Wahrscheinlichkeitsfeldern synaptischer Transmitterausschüttung nötig haben, um in der materiellen Welt zu leben? " (Gerhard Roth, 1997)]

Freitod

„Selbst jemand der den Tod herbeisehnt, hat noch die Möglichkeit, sein Sterben in einen sinnvollen Akt umzugestalten, und zwar durch das Wie." [6]

K ist davon fasziniert, wie Sokrates nach einer Beschreibung Platons sein Leben im Kreise seiner Freunde beendet, liest den Phaidon immer wieder und wieder, findet Trost, sucht für sich eine entsprechende Möglichkeit.
(Nach Platon, dem Kirchenvater der Philosophie, ist dem Menschen das eigene Leben der Verfügung entzogen. Von dieser Maxime gibt es nur eine Ausnahme: dass die Polis jemanden wie Sokrates zum Tod und, um sich nicht zu beflecken, zur Selbsttötung verurteilt.)
Heute denkt sein Logos mehr an eine phantastische Utopie, beginnt den Text neu zu lesen, *interpretiert ihn statt ihn nur lesend zu fühlen*.

> „So sage mir denn", sprach er (Sokrates), „noch einmal von Anfang an und antworte mir, nicht das gerade, was ich frage, sondern mich nachahmend ein anderes! Ich sage das nämlich, weil ich außer jener vorher gegebenen sicheren Antwort vermittelst des jetzt Gesagten noch eine andere Sicherheit absehe. Denn wenn du (o Kebes), mich fragtest, was doch in dem Leibe einwohnt, wenn dieser warm ist, so würde ich dir nicht jene einfältige sichere Antwort geben, daß Wärme in ihm sei, sondern eine feinere vermöge des jetzt Gesagten, nämlich dass Feuer in ihm sei. Noch auch, wenn du fragtest, was doch dem Leibe einwohnt, wenn dieser krank ist, werde ich sprechen, dass Krankheit in ihm sei, sondern dass Fieber in ihm sei. Noch auch, wenn du fragtest was doch einer Zahl einwohnt, wenn sie ungerade ist, werde ich antworten, dass Ungeradigkeit in ihr ist, sondern Einheit, und so überall. Siehe nun zu, ob du schon zur Genüge verstehst, was ich will!"
> „Vollkommen zur Genüge", sagte er!
> „Antworte also", sprach er: „Wenn was doch dem Leibe einwohnt, wird er lebend sein?"
> „Wenn Seele", antwortete er.
> „Und verhält sich dies auch immer so?"
> „Wie sollte es nicht?" sagte er.
> „Die Seele also, wessen sie sich bemächtigt, zu dem kommt sie und bringt immer Leben mit?"
> „Das tut sie freilich."

„Ist nun wohl etwas dem Leben entgegengesetzt oder nichts?"
„Ja."
„Und was?"
„Der Tod."
„Also wird wohl die Seele das Gegenteil dessen, was sie immer mitbringt, nie annehmen, wie wir aus dem vorigen festgesetzt haben?"
„Ganz gewiß."
„Wie nun? Was die Idee des Geraden nie aufnimmt, wie nannten wir das eben?"
„Ungerade."
„Und was das Gerechte nie annimmt und das Künstlerische nie annimmt?"
„Unkünstlerisch, sprach er, und jenes ungerecht."
„Gut. Und was den Tod nie annimmt, wie nennen wir das?"
„Unsterblich", sagte er.
„Und die Seele nimmt doch den Tod nie an?"
„Nein."
„Unsterblich also ist die Seele?"
„Unsterblich."
„Gut, sprach er. Wollen wir also sagen, dies sei erwiesen, oder wie dünkt dich?"
„Und zwar ganz vollständig, o Sokrates!"

„Und an dem Ufer steh ich lange Tage, das Land der Griechen mit der Seele suchend", zitiert K Goethe, meint weiter:
„Die Seele wird hier also dem Leben gleichgesetzt. Sonst wieder keine anständige Definition derselben, nur wieder ein Topf für Sammelsurien von Erscheinungen, die man nicht genau zuordnen kann."

Dass die Seele gar aus wesensverschiedenen Teilen bestehe, einem vernunftbegabten *(logistikón)* mit Sitz im Gehirn, einem triebhaften, begehrenden *(epithymētikón)* mit Sitz im Unterleib und einem muthaften *(thymoeidēs)* mit Sitz in der Brust, glaubt Platon.
(Später jedoch fasst er die beiden niederen Seelenteile als vergängliche Hinzufügungen zur unsterblichen Vernunftseele auf. Durch diese Verselbständigung der Vernunftseele entsteht ein dreiteiliges (trichotomes) Menschenbild; der Mensch ist aus der Vernunftseele, dem nichtrationalen Seelenbereich und dem Körper zusammengesetzt, die Person ist die Vernunftseele.)

[Woher der Begriff „Seele" stammt hat Ulrich Schnabel[4] recherchiert: Eine erste Erwähnung findet er im Alten Testament, dort wird für *Seele* das hebräische *näfäsch* verwendet, das mit „atmen" *(nafasch)* zusammenhängt.
Im Neuen Testament steht für Seele das griechische Wort *psyche,* das soviel wie Hauch, Atem, Lebenskraft bedeutet, aber auch mit Schmetterling übersetzt werden kann - schon das deutet auf die Flüchtigkeit und Unfassbarkeit der Seele hin.
Der Bibel zu folge wurde der Mensch dadurch beseelt, dass ihm Gott den »Lebensatem in seine Nase blies« (Genesis 2,7). Dieses Bild einer „Atemseele" kennt nicht nur das Christentum; auch in anderen Kulturen ist die Vorstellung verbreitet, der Atem sei Sitz einer besonderen Lebenskraft. Im Hinduismus stehen dafür die Begriffe *Pralla* oder *Atman,* in China wird der „Lebensatem" durch den Begriff *Qi* (Chi) repräsentiert, in Japan nennt man die Lebensenergie dagegen *Ki.*

Für die heutige Wissenschaft spricht der DNA-Entdecker und Nobelpreisträger Francis Crick in seinem Buch *„Was die Seele wirklich ist":* „Sie, all Ihre Freuden und Leiden, Ihre Erinnerungen, Ihre Ziele, Ihr Sinn für Ihre eigene Identität und Willensfreiheit - bei alldem handelt es sich in Wirklichkeit nur um das Verhalten einer riesigen Ansammlung von Nervenzellen und dazugehörigen Molekülen."

Schnabel[4] weiter: Auch wenn Welzer (Harald, Sozialpsychologe) ganz anders argumentiert als Hubert Findl (Theologe und Psychotherapeut), so betonen doch beide den dynamischen Aspekt des Seelenbegriffs. Und diese Dynamik spielt sich weitgehend unbewusst ab, sie prägt uns, ohne dass wir dies bewusst beeinflussen können. Alleine in der Struktur unseres Gehirns und den neuronalen und biochemischen Regelkreisen unseres Körpers ist ein immenses Wissen gespeichert, das weit über unsere gegenwärtige Existenz hinausreicht. Darin haben zum Beispiel all die Eindrücke, Begegnungen und Erlebnisse unseres eigenen Lebens ihre Spuren hinterlassen. Darin ist aber auch all jenes Erfahrungswissen verborgen, das der homo sapiens im Laufe der Evolution angesammelt hat und das unsere instinktiven Reaktionen bestimmt.

Der Arzt Duncan McDougal kommt Anfang des 20. Jahrhunderts gar auf die absurde Idee, das Gewicht der Seele zu ermitteln – er wiegt Sterbende und stellt nach dem Tod eine Gewichtsabnahme von 10 bis 31 Gramm fest.]

„Wie nun“, sprach er, „o Kebes? Wenn das Ungerade notwendig unvergänglich wäre, würde dann die Drei nicht auch unvergänglich sein?“
„Wie sollte sie nicht?“
„Und nicht wahr, wenn auch das Unwarme notwendig unvergänglich wäre, so müsste, wenn jemand an den Schnee Wärme brächte, der Schnee sich davonmachen, aber wohlbehalten und ungeschmolzen? Denn vergehen könnte er ja nicht, aber auch nicht bleiben und die Wärme aufnehmen.“
„Richtig“, sagte er.
„Und ebenso, denke ich, wenn das Unkalte unvergänglich wäre und jemand an das Feuer Kaltes brächte, so würde es nicht verlöschen und auch nicht vergehen, sonder nur wohlbehalten sich entfernen.“
„Notwendig“.
„Muß man nun nicht ebenso auch von dem Unsterblichen sagen, dass, wenn das Unsterbliche auch unvergänglich ist, die Seele unmöglich, wenn der Tod an sie kommt, untergehen kann? Denn den Tod, vermöge des Vorhergesagten, kann sie nicht annehmen und gestorben sein, wie die Drei niemals gerade sein kann, ebensowenig als das Ungerade selbst, noch auch das Feuer kalt, ebenso wenig als die Wärme in dem Feuer. ‚Aber was hindert‘, könnte jemand sagen, ‚dass das Ungerade zwar niemals gerade wird, wenn das Gerade ihm ankommt, wie auch eingestanden ist, aber wohl, dass es umkommt und statt seiner uns ein Gerades entsteht?‘ Wer nun das sagte, dem könnten wir nicht abstreiten, dass es nicht umkomme; denn das Ungerade ist nicht unvergänglich. Wenn aber dies erst eingestanden wäre, dann könnten wir leicht durchfechten, dass, wenn das Gerade kommt, das Ungerade und die Drei nur davongehen, und vom Feuer und dem Warmen und allem andern würden wir es ebenso durchfechten. Oder nicht?“
„Gewiß.“
„Nicht so auch jetzt von dem Unsterblichen? Wenn uns nur erst eingestanden wäre, dass es zugleich auch unvergänglich ist, wäre uns die Seele außer dem, dass sie unsterblich ist, auch unvergänglich; wo aber nicht, so müsste man es anders anfangen. Dessen bedarf es nun wohl nicht“, sprach er, „was dies betrifft. Denn gute Wege hätte es, dass irgendetwas sich dem Untergang entziehen könnte, wenn auch das Unsterbliche und immer Seiende den Untergang annähme.“
„Wenigstens dass Gott“, sprach Sokrates, „und die Idee des Lebens selbst, wenn überhaupt etwas unsterblich ist, niemals untergehe, wird wohl von jedem eingestanden werden.“
„Beim Zeus“, sagte er, „von jedem Menschen ja schon, und noch mehr, denke ich, von den Göttern.“
„Wenn also das Unsterbliche auch unvergänglich ist, wäre dann nicht die Seele, wenn sie doch nicht sterblich ist, zugleich auch unvergänglich?“
„Ganz notwendig.“

Immer diese Ewigkeit. *Kinder* fragen immer weiter:
„Was ist Zeit?"
„Eine Sekunde."
„Was ist eine Sekunde?"
„Der sechzigste Teil einer Minute."
„…"
Weil das immer so weiter geht, setzten wir einen Schlusspunkt der nach oben hin wieder offen ist, nennen das Ewigkeit.

Und dann die Sache mit den ungeraden und geraden Zahlen. Im Dualsystem gibt es nur ein *oder* aus. Sonst nichts.

> „Tritt also der Tod den Menschen an, so stirbt, wie es scheint, das Sterbliche an ihm, das Unsterbliche aber und Unvergängliche zieht wohlbehalten ab, dem Tode aus dem Wege."
> „Das leuchtet ein."
> „Ganz sicher also, o Kebes, ist die Seele unsterblich und unvergänglich, und in Wahrheit werden unsere Seelen in der Unterwelt sein."
> […]
> „Und so ist denn dieses, ihr Männer, wohl wert, bemerkt zu werden, dass, wenn die Seele unsterblich ist, sie auch der Sorgfalt bedarf, nicht nur diese Zeit allein , welche wir das Leben nennen sondern für die ganze Zeit, und das Wagnis zeigt sich nun eben erst recht furchtbar, wenn jemand sie vernachlässigen wollte. Denn wenn der Tod eine Erledigung von allem wäre, so wäre es ein Glücksfund für die Schlechten, wenn sie sterben ihren Leib loszuwerden, aber auch ihre Schlechtigkeit mit der Seele zugleich. Nun aber diese sich als unsterblich zeigt, kann es ja für sie keine Sicherheit vor dem Übel geben und kein Heil als nur, wenn sie so gut und vernünftig geworden ist als möglich. Denn nichts anderes kann sie doch mit sich haben, wenn sie in die Unterwelt kommt, als nur ihre Bildung und Nahrung, die ihr ja auch, wie man sagt, gleich so, wie sie gestorben ist, den größten Nutzen oder Schaden bringt, gleich am Anfang der Wanderung dorthin.
> Denn man sagt ja, dass jeden Gestorbenen sein Dämon, der ihn schon lebend zu besorgen hatte, auch dann an einen Ort zu führen sucht, von wo aus mehrere zusammen, nachdem sie gerichtet sind, in die Unterwelt gehen mit jenem Führer, dem es aufgetragen ist, die von hier dorthin zu führen. Nachdem ihnen dann dort geworden, was ihnen gebührt, und sie die gehörige Zeit dageblieben, bringt ein anderer Führer sie wieder von dort hierher zurück nach vielen und großen Zeitabschnitten. Und diese Reise ist wohl nicht so, wie der Telephos des Aischylos sie beschreibt. Denn jener sagt, es führe nur ein einfacher Fußsteig in die Unterwelt; ich aber glaube. dass es weder einer ist noch ein einfacher. Sonst würde es ja keines Führers bedürfen , denn nirgendshin kann man ja fehlgehen , wo nur ein Weg geht. Nun aber mag er sich wohl oftmals teilen und winden. Dies schließe ich aus dem, was bei uns als heilige Feier eingeführt und gebräuchlich ist.

> Die sittige und vernünftige Seele nun folgt und verkennt nicht, was ihr widerfährt; die aber begehrlich an dem Leibe sich hält, wie ich auch vorher sagte, drängt sich lange Zeit immer um ihn herum und in dem sichtbaren Ort umher, und nach vielem Sträuben und vielen Versuchen wird sie endlich mit Mühe und gewaltsam von dem beauftragten Dämon abgeführt. Kommt sie nun dahin, wo auch die andern sich befinden, so wird die unreine und die etwas dergleichen verübt hat, habe sie sich nun mit ungerechtem Morde befaßt oder anderes dergleichen begangen, was dem verschwistert sind und verschwisterter Seelen Werk ist, jeder meiden und ihr ausweichen und weder ihr Reisegefährte noch ihr Führer werden wollen; sie aber irrt in gänzlicher Unsicherheit befangen, bis gewisse Zeiten um sind, nach deren Verlauf die Notwendigkeit sie in die ihr angemessene Wohnung bringt. Die aber rein und mäßig ihr Leben verbracht und Götter zu Reisegefährten und Führern bekommen hat, bewohnt jede den ihr gebührenden Ort."

Das Weiterleben nach dem Tod in einer Person – ein sinnvoller Beitrag im Hinblick auf das Ganze?
Nichts vergeht, sagen auch Naturgesetze. Materie kann sich in Energie umwandeln und umgekehrt.
Wie wäre es wenn sich gute Ideen zu einem neuen bündelten?
Wie wäre es wenn die Schlechtigkeit verschwinden würde, so wie sie aus unserer Erinnerung verschwindet?
In der Mathematik erledigt sich das bei einer *Trennung* von Positivem und Negativem von selbst:
Das Gemisch minus mal plus ist immer negativ, minus mal minus oder plus mal plus sind dagegen stets positiv.

Und dann geht es langsam ganz konkret zur Sache:

> „Ihr nun", setzte er hinzu, „o Simmias und Kebes und ihr übrigen, werdet ein andermal jeder zu seiner Zeit abreisen; mich aber ruft jetzt schon, würde ein Tragödiendichter sagen, das Geschick, und es ist wohl beinahe Zeit, sich nach dem Bade umzusehen. Denn es dünkt mich doch besser zu baden, ehe ich den Trank nehme, und nicht hernach den Weibern Mühe zu machen mit dem Waschen des Leichnams."
> Als er dieses gesagt, sprach Kriton: „Gut, o Sokrates! Was trägst du aber diesen auf oder mir deiner Kinder wegen, oder was wir sonst irgend dir noch recht zu Dank machen könnten, wenn wir es täten?"
> „Was ich immer sage", sprach er, „o Kriton, nichts Besonderes weiter, dass nämlich, wenn ihr euer selbst recht wahrnehmt, ihr mir und den Meinigen und euch selbst alles zu Dank machen werdet, was ihr nur tut, und wenn ihr es auch jetzt nicht versprecht; wenn ihr aber euch selbst vernachlässigt und nicht wollt gleichsam den Spuren des jetzt und sonst schon Gesagten nachgehen im Leben, ihr dann, wenn ihr jetzt noch so vieles und noch so heilig versprächet, doch nichts weiter damit ausrichten werdet."

„Dieses also wollen wir uns bestreben, so zu machen, sagte Kriton. Aber aufweiche Weise sollen wir dich begraben?"
„Wie ihr wollt", sprach er, „wenn ihr mich nur wirklich haben werdet und ich euch nicht entwischt bin."
Dabei lächelte er ganz ruhig und sagte, indem er uns ansah: „Diesen Kriton, ihr Männer, überzeuge ich nicht, dass ich der Sokrates bin, dieser, der jetzt mit euch redet und euch das Gesagte einzeln vorlegt; sondern er glaubt, ich sei jener, den er nun bald tot sehen wird, und fragt mich deshalb, wie er mich begraben soll. Dass ich aber schon so lange eine große Rede darüber gehalten habe, dass, wenn ich den Trank genommen habe, ich dann nicht länger bei euch bleiben, sondern fortgehen werde zu irgendwelchen Herrlichkeiten der Seligen, - das, meint er wohl, sage ich alles nur so, um euch zu beruhigen und mich mit. So leget ihr denn eine Bürgschaft für mich ein beim Kriton, und zwar eine ganz entgegengesetzte, als er bei den Richtern eingelegt hat! Denn er hat sich verbürgt, ich würde ganz gewiß bleiben, ihr aber verbürgt euch dafür, dass ich ganz gewiß nicht bleiben werde, wenn ich tot bin, sondern abziehen und fort sein, damit Kriton es leichter trage und, wenn er meinen Leib verbrennen oder begraben sieht, sich nicht ereifere meinetwegen, als ob mir Arges begegne; und damit er nicht beim Begräbnis sage, er stelle den Sokrates aus oder trage ihn heraus oder begrabe ihn. Denn wisse nur, sagte er, o bester Kriton , sieh unschön ausdrücken ist nicht nur eben insofern sündlich, sondern bildet auch etwas Böses ein in die Seele. Sondern du mußt mutig sein und sagen, dass du meinen Leib begräbst, und diesen begrabe nur, wie es dir eben recht ist, und wie du es am meisten für schicklich hältst!"
Als er dies gesagt, stand er auf und ging in ein Gemach, um zu baden, und Kriton begleitete ihn; uns aber hieß er dableiben. Wir blieben also und redeten untereinander über das Gesagte und überdachten es noch einmal; dann aber auch klagten wir wieder über das Unglück, welches uns getroffen hätte, ganz darüber einig, dass wir nun gleichsam des Vaters beraubt als Waisen das übrige Leben hinbringen würden. Nachdem er nun gebadet und man seine Kinder zu ihm gebracht hatte - er hatte nämlich zwei kleine Söhne und einen größeren - und die ihm verwandten Frauen gekommen waren, sprach er mit ihnen in Kritons Beisein, und nachdem er ihnen aufgetragen, was er wollte, hieß er die Weiber und Kinder wieder gehen; er aber kam zu uns. Und es war schon nahe am Untergange der Sonne, denn er war lange drinnen geblieben.

Beerdigung: Kosten und Last für die Umwelt der Tod.
Wie sind die Leute über den depressiven Fußballer hergefallen, der sich vor den Zug geworfen hatte und dabei den armen Lokführer so schockierte.
K sieht eine saubere Möglichkeit in der Entsorgung seines Kadavers im Meer mit Haifischpopulation.

Als er nun gekommen war, setzte er sich nieder nach dem Bade und hatte noch nicht viel seitdem gesprochen, so kam der Diener der Elfmänner, stellte sich zu ihm und sagte: „0 Sokrates, über dich werde ich mich nicht zu beklagen haben wie über andere, dass sie mir böse werden und mir fluchen, wenn ich ihnen ansage, das Gift zu trinken auf Befehl der Oberen. Dich aber habe ich auch sonst schon in dieser Zeit erkannt als den Edelsten, Sanftmütigsten und Trefflichsten von allen, die sich jemals hier befunden haben, und auch jetzt weiß ich sicher, dass du nicht mir böse sein wirst - denn du weißt wohl, wer schuld daran ist -, sondern jenen. Nun also, - denn du weißt wohl, was ich dir zu sagen gekommen bin, - lebe wohl und suche so leicht als möglich zu tragen, was nicht zu ändern ist!" Da weinte er, wendete sich um und ging.
Sokrates aber sah ihm nach und sprach: „Auch du lebe wohl, und wir wollen so tun." Und zu uns sagte er: „Wie fein der Mensch ist! So ist er die ganze Zeit mit mir umgegangen, hat sich bisweilen mit mir unterhalten und war der beste Mensch; und nun, wie aufrichtig beweint er mich! - Aber wohlan denn, o Kriton, laßt uns ihm gehorchen, und bringe einer den Trank, wenn er schon ausgepreßt ist; wo nicht, so soll ihn der Mensch bereiten!"
Da sagte Kriton: „Aber mich dünkt, o Sokrates, die Sonne scheint noch an die Berge und ist noch nicht untergegangen.
Und ich weiß, dass auch andere erst ganz spät getrunken haben, nachdem es ihnen angesagt worden ist, und haben noch gut gegessen und getrunken; ja einige haben gar noch solche zu sich kommen lassen, nach denen sie Verlangen hatten. Also übereile dich nicht: denn es hat noch Zeit."
Da sagte Sokrates: „Gar recht, o Kriton, hatten jene, so zu tun, wie du sagst; denn sie meinten etwas zu gewinnen, wenn sie so täten, und gar recht habe auch ich, nicht so zu tun. Denn ich meine nichts zu gewinnen, wenn ich um ein weniges später trinke, als nur, dass ich mir selbst lächerlich vorkommen würde, wenn ich am Leben klebte und sparen wollte. wo nichts mehr ist. Also geh, sprach er, folge mir und tue nicht anders!"

Kriton hat nichts verstanden. Er ist der Zeit-ist-Geld-homo-faber.

Darauf winkte denn Kriton dem Knaben, der ihm zunächst stand, und der Knabe ging heraus, und nachdem er eine Weile weggeblieben, kam er und führte den herein, der ihm den Trank reichen sollte, welchen er schon zubereitet im Becher brachte.
Als nun Sokrates den Menschen sah, sprach er: „Wohlan, Bester, denn du verstehst es ja, wie muß man es machen?"
„Nichts weiter", sagte er, „als, wenn du getrunken hast, herumgehen, bis dir die Schenkel schwer werden, und dann dich niederlegen, so wird es schon wirken."

K kann keinen Knaben herbeiwinken und hat keinen sachverständigen Beistand.
Zwischen „sich selbst das Leben zu nehmen“ und „einem anderen auf dessen Bitten hin zu helfen, sich das Leben zu nehmen" besteht eine fundamentale, nicht aufhebbare Differenz.
Man betritt den Bereich der strafbaren Handlungen gegen Leib und Leben.
Die Schweizer Nationale Ethikkommission für die Humanmedizin erklärte im Jahr 2005, dass der „Respekt vor der Selbstbestimmung eines zum Suizid entschlossenen Menschen" noch kein Motiv sei, „ihm bei der Durchführung zum Suizid zu helfen". Das zusätzliche Motiv kann sein, „einen Menschen, der zum Suizid entschlossen ist, nicht alleine zu lassen und ihm beizustehen . . . Dieses Motiv kann einen Grenzfall der Fürsorge darstellen: Fürsorge für einen Menschen in einer Grenzsituation."
Die Schweizer Akademie der medizinischen Wissenschaften legte in ihren Richtlinien zur Betreuung am Lebensende fest:
„Auf der einen Seite ist die Beihilfe zum Suizid nicht Teil der ärztlichen Tätigkeit, weil sie den Zielen der Medizin widerspricht.
Auf der anderen Seite ist die Achtung des Patientenwillens grundlegend für die Arzt-Patienten-Beziehung.
Diese Dilemmasituation erfordert eine persönliche Gewissensentscheidung des Arztes."

> Damit reichte er dem Sokrates den Becher, und dieser nahm ihn, und ganz getrost, o Echekrates, ohne im Mindesten zu zittern oder Farbe oder Gesichtszüge zu verändern, sondern, wie er pflegte, ganz gerade den Menschen ansehend, fragte er ihn: „Was meinst du von dem Trank wegen einer Spendung? Darf man eine machen oder nicht?“
> „Wir bereiten nur so viel, o Sokrates, antwortete er, als wir glauben, dass hinreichend sein wird.“
> „Ich verstehe“, sagte Sokrates. „Beten, aber darf man doch zu den Göttern und muß es, dass die Wanderung von hier dorthin glücklich sein möge, worum denn auch ich hiermit bete, und so möge es geschehen!“
> Und wie er dies gesagt, setzte er an, und ganz frisch und unverdrossen trank er aus.
> Und von uns waren die meisten bis dahin ziemlich imstande gewesen, sich zu halten, dass sie nicht weinten; als wir aber sahen, dass er trank und getrunken hatte, nicht mehr. Sondern auch mir selbst flossen Tränen mit Gewalt, und nicht tropfenweise, so dass ich mich verhüllen mußte und mich ausweinen, nicht über ihn jedoch, sondern über mein eigenes Schicksal, was für eines Freundes ich nun sollte beraubt werden. Kriton war noch eher als ich aufgestanden, weil er nicht vermochte die Tränen zurückzuhalten. Apollodoros aber hatte schon früher nicht aufgehört zu weinen, und nun brach er vollends in lautes Klagen aus, weinend und unwillig sich gebärdend, und es war keiner von allen Anwesenden, den er nicht durch sein Weinen erschüttert hätte, als nur Sokrates selbst; der aber sagte: „Was macht ihr doch, ihr wunderbaren Leute! Ich habe vorzüglich deswegen die Weiber weggeschickt, dass sie dergleichen nicht begehen möchten; denn ich habe immer gehört, man müsse stille sein, wenn einer stirbt. Also haltet euch ruhig und seid stark!“

Als wir das hörten, schämten wir uns und hielten inne mit Weinen. Er aber ging umher, und als er merkte, dass ihm die Schenkel schwer wurden, legte er sich gerade hin auf den Rücken: denn so hatte es ihn der Mensch geheißen. Darauf berührte ihn eben dieser, der ihm das Gift gegeben hatte, von Zeit zu Zeit und untersuchte seine Füsse und Schenkel. Dann drückt er ihm den Fuß stark und fragte, ob er es fühle; er sagte: „Nein." Und darauf die Kniee, und so ging er immer höher hinauf und zeigte uns, wie er erkaltete und erstarrte. Darauf berührte er ihn noch einmal und sagte, wenn ihm das bis ans Herz käme, dann würde er hin sein.
Als ihm nun schon der Unterleib fast ganz kalt war, da enthüllte er sich, denn er lag verhüllt, und sagte, und das waren seine letzten Worte: „0 Kriton, wir sind dem Asklepios einen Hahn schuldig: entrichtet ihm den und versäumt es ja nicht."
„Das soll geschehen", sagte Kriton; „sieh aber zu, ob du noch sonst etwas zu sagen hast?"
Als Kriton dies fragte, antwortete er aber nichts mehr; sondem bald darauf zuckte er, und der Mensch deckte ihn auf; da waren seine Augen gebrochen. Als Kriton das sah, schloß er ihm Mund und Augen.
Dies, o Echekrates, war das Ende unseres Freundes, des Mannes, der unserem Urteil nach von den damals Lebenden, mit denen wir es versucht haben, der Trefflichste war und auch sonst der Vernünftigste und Gerechteste.

Für Platon wie Aristoteles ist die Selbsttötung eigentlich kein vorrangiges Thema. Erst in der nachklassischen Philosophie, bei Epikur und den Denkern der Stoa, rückt sie in den Vordergrund. Weit stärker am konkreten Lebensvollzug interessiert, sprechen diese Philosophen der Polis das Recht ab, im Suizid einen Mord zu sehen, der als solcher eine religiöse Verunreinigung darstelle und zudem bürgerliche Ehrlosigkeit nach sich ziehe.

Der Aufklärer David Hume versucht, in seinem "Essay on Suicide" alle drei Argumente systematisch zu widerlegen: Erstens verstoße die Selbstvernichtung so wenig gegen den göttlichen Willen wie die Selbsterhaltung. Denn in beiden Fällen operiere man mit von Gott verliehenen Kräfte. Zweitens erlösche eine etwaige soziale Verpflichtung spätestens dann, wenn das eigene Leben unerträglich werde. Schließlich liege, sobald das Leben zur Last werde, die Selbstvernichtung im legitimen Selbstinteresse.

Die Freiheit zum eigenen Tod, findet Befürworter und K findet ihn: Jean Améry sieht im Suizid „ein Privileg des Humanen", das „schmetternde Nein zum schmetternden, zerschmetternden échec des Daseins".
Die Lektüre „Disput über den Freitod" ist Balsam auf Ks Wunden.

[Jean Améry, geistreich, wortgewaltig, anspruchsvoll, stellte das erstarrte, ethisch fragwürdige sowie ineffektive Denken traditioneller „Selbstmord"-Verhüter in Frage, deren prominenter Vertreter damals Erwin Ringel war.
Ringel begriff den Selbstmord generell als „Abschluss einer krankhaften psychischen Entwicklung" sowie „neurotischer Lebensverunstaltung"; er reduziert den suizidalen Menschen in das Prokrustesbett psychopathologischer Kategorien.
Ein in diesem Sinne Gefährdeter solle eher 20 Jahre in einer geschlossenen Anstalt gehalten werden, als ihn mit der Entlassung einer drohenden Selbstmordgefahr auszusetzen. Ein Kreuzzug gegen den Selbstmord, ein untauglicher Versuch im Umgang mit Suizidenten (Ringel war gleichzeitig in anderer Hinsicht ein Wegbereiter moderner Suizidprophylaxe);
Kreuzzugsmentalität hat selten positive Wirkungen. Schon die Begrifflichkeit markiert gnadenloses Denken:
„Selbstmord" - ein Mörder ist (vgl. §211 StGB) eine Person, die aus Mordlust, Habgier oder zur Befriedigung der Geschlechtslust eine andere Person heimtückisch oder grausam tötet.
Jean Améry provozierte die einen, machte andere nachdenklich, indem er in seinem philosophischen Entwurf schließlich ausführt: „Wer abspringt, ist nicht notwendigerweise dem Wahnsinn verfallen, ist nicht einmal unter allen Umständen ‚gestört' oder ‚verstört'. Der Hang zum Freitod ist keine Krankheit, von der man geheilt werden muss wie von den Masern .... Der Freitod ist ein Privileg des Humanen".
Er „verteidigt" den Freitod nicht - er sei ebenso natürlich und unnatürlich wie jeder Tod - sondern plädiert für die Anerkennung der Grundtatsache, dass der Mensch wesentlich sich selbst gehört, außerhalb gesellschaftlicher und biologischer Prädispositionen.
Insbesondere attackiert er die nicht selten respektlose, brutale, entwürdigende, „schamlose Besorgtheit der Gesellschaft" sowie die „positive Lebensphraseologie" derer, die vorgeben im Namen von „Dignität und Humanität" zu handeln.
Dieser „schamlosen Besorgtheit" zudringlicher Bevormundung im Sinne von Jean Amery entspricht gleichzeitig eine schamlose reale Unbesorgtheit, da der Suizident in der Regel, nachdem ihm der Magen ausgepumpt worden ist, ohne Begleitung, ohne gesellschaftliche Solidarität in die unfreie Situation zurück entlassen wird, aus der er zu entfliehen suchte, zusätzlich behaftet mit dem Stigma des Selbstmörders; die unfreie Situation eskaliert.
Die Begegnung mit dem Nachbarn nach einem Suizidversuch, mit der Frau, deren Mann sich aufgehängt hat, mit der Mutter, deren Sohn sich das Leben genommen hat, verunsichert, löst widersprüchliche Gefühle aus. Angehörige werden zu Zurück-Gebliebenen, deren zermürbende kollektive Sprachlosigkeit oftmals die Biographie ganzer Familien überschattet.

Der Umgang mit dem Suizidenten ist in unserem Kulturkreis historisch geprägt durch Akte tätiger Unfreiheit, durch kirchliche Ächtung, durch Kriminalisierung, durch Diskriminierung, durch Verweis in die Schandecke des Gestörten, durch gesellschaftliche Exkommunikation der betroffenen Familien, schließlich durch Pathologisierung, heute zunehmend durch Gleichgültigkeit, nur selten durch Verständnis, hilfreiche Zuwendung und Respekt. Das Ethos einer Gesellschaft ist insbesondere auch zu messen an ihrem Verhältnis zum Suizidenten, dem „vielleicht letzten wirklichen Außenseiter" (Amery), der sich, - ob „freiwillig", aus Verzweiflung, Resignation, Protest oder krankheitsbedingt – radikal und endgültig zu entziehen sucht. Wobei wir um die Paradoxie der meisten Suizidversuche wissen, da sie nur scheinbar auf den Tod zielen, tatsächlich aber das Leben meinen.
Der Suizid ist geradezu eine Metapher für Bedrohliches. Der Suizident in der Nachbarschaft des eigenen Lebensraums trägt den Tod an uns heran, macht uns existentiell betroffen, ruft archaische Ängste hervor, da er „die konventionelle Logik des Lebens schlechthin außer Kraft setzt" (Améry). Die Aura des Dämonischen und des Anstößigen, die den Suizidenten und den Suizid traditionell umgibt, ist weiter wirksam, trotz Literaturboom und regelmäßigem Medienspektakel um prominente Suizidenten. Tabuisierung, Angsterzeugung, Pathologisierung, aber auch Heroisierung, Glorifizierung sowie die unwirkliche Faszination des Freitodes machen unmündig und beeinträchtigen in der Möglichkeit einer konstruktiven, lebensbejahenden Auseinandersetzung mit der spezifisch menschlichen Fähigkeit, nicht nur andere, sondern auch sich selbst töten zu können. Die Suizidfähigkeit gehört, anthropologisch gesehen, zur menschlichen Identität. Mit der Formulierung vom „Privileg des Humanen" knüpft Jean Améry unmittelbar an Jean Baechler (in: Tod durch eigene Hand) an. Inhaltlich hat schon die griechische Stoa ähnliche Gedanken zur Selbstbestimmung des Menschen entwickelt.
Der Freitod gehört zum homo sapiens wie sein aufrechter Gang, wie seine Fähigkeit zu wissen, dass er weiß, dass er ist, dass er nicht sein kann, dass er nicht nur andere töten kann, sondern auch sich selbst. An dieser Stelle erübrigt sich ein Diskurs über religiös-weltanschauliche, medizinisch-psychiatrische und psycho-soziale Paradigmata, über unterschiedliche Freiheitsbegriffe sowie über fragwürdige Begriffe wie Krankheit und Gesundheit, Moral und Gegenmoral. Die Verleugnung eigener Suizidfähigkeit sowie prinzipieller suizidaler Selbstbetroffenheit machen unfrei, sie werden zur negativen symbolischen Macht, sie mindern Lebensfähigkeit (und Beratungskompetenz in der Arbeit mit suizidalen Menschen). (Norbert Pasquay)]

Der moralphilosophische Streit macht K ratlos. Tatsächlich ist er für die politische Debatte über die Beihilfe zur Selbsttötung fast unerheblich. Denn in ihr geht es nicht um die persönliche Moral, sondern um die davon streng zu unterscheidende Rechtsethik.
Nachdem schon in der Spätantike christliche Synoden den Suizid als Verbrechen brandmarkten, führte man vielerorts Sanktionen post mortem ein: von der Malträtierung der Leiche über die Verweigerung des zeremoniellen Begräbnisses bis hin zur Beschlagnahme von Hab und Gut.

Als Reaktion auf seinen Kirchenaustritt droht man K, er habe nicht mehr das Recht auf ein kirchliches Begräbnis.
Man steht auch hier noch, wenigstens mit einem Zeh, in der Spätantike:
„Für wen ist eine Beerdigung eigentlich da? Der Tote kann nicht mehr bestraft werden, wohl aber die gläubigen Hinterbliebenen, die *ihrer* Tradition gemäß Abschied nehmen wollen. Sippenhaft also."

K scheint dazu verdammt, noch auf dieser Welt zu bleiben.

Ein Traum-Erlebnis lässt in ruhig werden:
K liegt im Bett und friert. Da platzt die Gefäßwand der Aorta.
(Der Bruder Ks verstarb an Folge eines Aneurysmas. Er erklärte es K mit dem Bild eines Fahrradreifens, dessen Mantel defekt ist, der Schlauch austrete und zerplatze. (Der Bruder war selbst Arzt, K hatte bis zu dessen Tod keinen anderen gebraucht.)) Wohlig warm strömt das Blut in die Bauchhöhle.
K entschläft.

Ein Tod ohne Todeskampf? K kann den durchstehen, hat den schon ausgehalten.
„Bin Freund dir und komme nicht zu strafen“, Übereinstimmung mit dem Schubertlied.

Das Mädchen:
Vorüber! Ach vorüber!
Geh, wilder Knochenmann!
Ich bin noch jung, geh Lieber!
Und rühre mich nicht an.

Der Tod:
Gib deine Hand, du schön und zart Gebild!
Bin Freund und komme nicht zu strafen.
Sei gutes Muts! ich bin nicht wild,
Sollst sanft in meinen Armen schlafen!

Der Tod ist nicht mehr der Notausgang, durch den K hinaus gezwungen wird.
Der Tod ist noch immer die weiße Pforte des Freitods, durch die K hinausblicken durfte, aber diese Pforte ist angelehnt, nicht mehr sperrangelweit aufgerissen, lässt dennoch einen schmalen Streifen des glücklichen Lichts durch.

Noch etwas hat sich geändert:
Wer wirklich sterben will, der stirbt auch so, denkt K und erlaubt dem Tod einmal vorläufig, selbst zu bestimmen zu dürfen, wann er ihn erlösen darf.
Die Todessehnsucht weicht zeitweise der Sehnsucht nach Einsamkeit.

K glaubt nicht mehr an Zufall. Es ist das Schicksal, das uns etwas schickt, Fügung, die etwas fügt, Teil der Ordnung LOGOTT.
(Manche bezeichnen die als Chaos, doch chaotisch ist nur ihr eigener wirrer Blick.)

Anfangs resigniert nimmt K sein

Schicksal

auf sich, ergibt sich ihm dann mehr und mehr.

Jesus hat sein weit schwereres Kreuz auf sich genommen, brach dreimal darunter zusammen.

> Und sie kreuzigten mit ihm zwei Mörder, einen zu seiner Rechten und einen zur Linken.
> Da ward die Schrift erfüllet, die da sagt: „Er ist unter die Übeltäter gerechnet."
> Und die vorübergingen, lästerten ihn und schüttelten ihre Häupter und sprachen:
> Pfui dich, wie fein zerbrichst du den Tempel und baust ihn in drei Tagen! Hilf dir nun selber und steig herab vom Kreuz!
> Desgleichen die Hohenpriester verspotteten ihn untereinander samt den Schriftgelehrten und sprachen:
> Er hat anderen geholfen, und kann sich selber nicht helfen.
> Ist er Christus und König in Israel, so steige er nun vom Kreuz, dass wir sehen und glauben.
> Und die mit ihm gekreuzigt waren, schmähten ihn auch. (Markus 15, 27-32)

Schicksal annehmen heißt erst einmal loslassen.
K lässt von materiellem los, achtet darauf Dinge nur dem zu geben, der sie auch wirklich brauchen kann und will,
(kündigt auch Zeitungs- und Zeitschriftenabonnements und die Mitgliedschaften in Vereinen und Verbänden).
K muss auch von Verpflichtungen aus der Vergangenheit loslassen, die nur er vorher einlösen kann.
Arbeiten aus der Familienforschung müssen archiviert und den anderen zugänglich gemacht werden,
Kunstwerke, die nicht dazu da sind, um von einzelnen besessen zu werden, ebenfalls.

K hat vom Schicksal nichts mehr zu erwarten.
K will nichts mehr vom Schicksal.
K horcht jetzt, was das Schicksal von ihm will.

Im Gegenzug erwartet K vom Schicksal aber jetzt auch, dass es seine Probleme an seiner Stelle löst, hat aufgehört, nach dem Sinn des Lebens zu suchen:

„*Den* Sinn des Lebens gibt es nicht, das ist wieder so ein Produkt monokausalen, linearen, humanen Denkens, ähnlich dem Stein der Weisen oder einer Weltenformel.
Es gibt schon so etwas wie ein sich ständig veränderndes x-dimensionales Sinngeflecht.
Jedes menschliche Leben hat täglich tausendfachen Sinn. Je einen zumindest in jeder Fakultät.

Wir selbst greifen da hinein, erklären *ein Einziges* zum Sinn unseres persönlichen Lebens, krallen uns daran fest, liefern uns auf Gedeih und Verderb *diesem Einzigen* aus."

„Da spricht K wohl aus eigener Erfahrung. Hat er nicht seinen Beruf zu *seinem einzigen Lebenssinn* gemacht?", denke ich und muss wohl dabei ein etwas dümmliches Gesicht gemacht haben.
Denn schon versucht mir K die Sache mit einer seiner Gleichnis-Metaphern zu erklären:

„ Ein Bauer baut verschiedene Getreidesorten an. Das macht er nicht für sich selbst, so viel kann er gar nicht essen, die eigene Ernährung damit ist also nicht der einzige Sinn.
Jede Getreidesorte wiederum erfährt ihren Sinn unter vielem anderen durch ihren speziellen Abnehmer:
Der Mälzer braucht die Gerste, versteift sich vielleicht darauf, dass der Sinn seines Lebens das Brauen guter Biere sei.
Für seine Frau dagegen ist einzig und allein die Aufzucht ihrer Nachkommen wichtig.
Der Müller mahlt unter anderen Sorten auch Weizenmehl, der Bäcker bäckt daraus unter Verwendung vieler anderer sinnvoller Zutaten vielerlei Backwerk für die vielen verschiedenen Geschmäcker vieler Kunden."
Da wir gerade in „unserem" Café sitzen, beißt K von seinem Nusseck ab:
„Das ist jetzt ein winziges Stück Sinnerfüllung, für meine Ernährung und den Sinn der Arbeit vieler, vieler Menschen."

Ausgestoßen aus der Gesellschaft, von den Kollegen nicht mehr geachtet, sondern geächtet (was doch die zwei Punkte über dem a ausmachen!) vegetiert K unter permanenter Angst vor depressiven Phasen sinnlos in lebenslänglicher

Verbannung.

> [Eine Verbannung ist die Verweisung einer Person aus ihrer gewohnten Umgebung oder abgestammten Heimat. Anders als das Exil ist die Verbannung niemals freiwillig, sondern Folge eines andauernden autoritativen Zwangs, der dem oder der Betroffenen die Rückkehr verwehrt oder seine oder ihre Freizügigkeit beschränkt. Häufig bleibt der oder die Verbannte auch innerhalb des Herrschafts- oder Einflussbereichs derjenigen, die die Verbannung ausgesprochen haben (bspw. in einer Strafkolonie oder abgelegenen Gegend des Landes).[1]]

Jeder Versuch zu fliehen scheitert. Rückschläge schlagen und prügeln K in sein Gefängnis zurück.

Gegen seinen Willen wird K auf Familienfeiern gezerrt. Immer KKK.

Es sind dort die depressiven, die ihm ihr Herz ausschütten. Ein Beispiel, das für K eine neue Variante aufwirft:
Der Direktor einer Maikäferfabrik wird gegen Depressionen medikamentiert. Er wolle so richtig leben, meint der, finanzielle Sorgen stürzten seine Gedanken jedoch, sobald er nicht mehr in seiner Fabrik unter Leistungsdruck stehe, in trostloses Grübeln. Ein zweifacher Schaden für seine Familie, die unter seiner Depression auch noch zu leiden habe.
Es gibt bei Depressionen also auch eine *Sehnsucht nach dem Leben*.
K rät dem Direktor, er solle mit den Medikamenten vorsichtig sein, sucht zusammen mit ihm Lichtblicke im Finanz-Dschungel.

Selbst ein Essen mit seinem besten Freund (auf neutralem Boden, in einem Restaurant, mit Ehefrauen) wird zum Requiem:
die glücklichen Erinnerungen an gemeinsame Motorradfahrten brodeln wieder nach oben und müssen zu Grabe getragen werden.

Und da ist dieser Dauerbrenner zu der kranken Welt da draußen:
Frau K ist Lehrerin an einer Hauptschule. Die einzige dort, bei der Schüler in erster Linie menschliche Individuen sind.
In das stupide Gequatsche, die Kinder würden immer dümmer, man habe nur den letzten Dreck zu unterrichten,
das Kolleginnen und Kollegen dazu dient, die Schuld bei den Kindern zu suchen, nur nicht bei sich selber, stimmt sie nicht ein.
Sie sucht erst den Standort der ihr anvertrauten jungen Leute, holt sie dort ab, um sie ein Stück Weges zu begleiten.
Bei einer solchen Einstellung müssen starre Vorgaben und Lehrpläne zweitrangig sein.

Das ist es natürlich nicht, was K weh tut, ganz im Gegenteil:

„Schlimm ist, dass sich die Schulleitung, als in Erscheinung tretende Schnittstelle zu einer grotesken Schul-Hirarchie dagegen stemmt. Neid am emotionalen Erfolg von Methoden, die der Situation angepasst sind, die andere, sich ständig ändernde Gesetzmäßigkeiten haben und manchmal nicht in das Gerüst von Schul- und Lehrerdienstordnungen passen erzeugt bequeme Angriffspunkte für diese Krämerseelen.
Die operieren an offenen Wunden des Schulsystems, ohne die geringste Ausbildung, beispielsweise im Bezug auf Personalführung oder Verwaltung, unbelehrbar, denn sie wissen als ehemalige Lehrer so wie so alles.
Ihre Gesetze stricken die Schul-Politiker selbst, meinen Gesetz = Gesetz, und machen deshalb auch nicht vor Naturgesetzen halt. OECD-Zahlen werden umgedreht, bis sie in ihren eigenen Geldbeutel passen.
Wie Pfarrer predigen sie vom Baum der Erkenntnis, verwechseln den mit dem Apfelbaum im eigenen Garten wo sie die Jugend von der Begehrlichkeit abschrecken wollen, ihren Hunger zu stillen.
Da sie auf diese Weise keine fundierten, auch nur im Ansatz wissenschaftliche Argumente haben, mit denen sie überzeugen könnten, weichen sie auf ihr ‚Weisungsrecht' aus, greifen, wenn das nichts nutzt, da Diktaturen heute ausgespielt haben, auf intrigante Mobbing-Methoden zurück."
Besonders zornig wird K, als er von der so genannten Anlaufmethode erfährt, die man Lehrern aufzwingt: Kinder schreiben anfangs so, wie sie hören, und später wird versucht, ihnen einzutrichtern, wie es richtig geht:
„Ein Hohn wider alle wissenschaftlichen Erkenntnisse! Hirnforscher sind sich darin einig, dass das Gehirn beim Umlernen mindestens doppelt so viel zu tun hat, wie beim Neulernen. Erst muss ein komplexes Netzwerk aufgebaut werden, das Impulse, wie gewohnt zu reagieren hemmt. Dann erst können, mühsamer als beim Neulernen, Verbindungen für die richtigen Informationen ausgeprägt werden.
Auch hier werden Kinder zu Versuchskaninchen gemacht. Das ist ähnlich schlimm, wie das Herumdoktern mit Psychopharmaka, wie es im extremen Maße in den USA gehandhabt wird: Sobald ein Kind nicht so funktioniert, wie es sich Eltern und Lehrer einbilden, wird ein Tablettchen eingeworfen."

Hier schließt sich für K der Kreis des Ekels, sieht noch einmal durch die Augen seiner Frau die sich ständig wiederholende Bosheit (die nach Aristoteles mit der Dummheit gleichzusetzen ist).

„Müssen Schüler, Eltern und Lehrer erst auf die Straße gehen, um diese Possenreißer davonzujagen?"

In der ihm auferlegten Einsamkeit wird K völlig asozial:

es ist für ihn unmöglich in einer Gemeinschaft zu existieren, die *ihn* gar nicht haben will und die *er* gar nicht haben will.

Muss eine Gesellschaft, die nicht zu Grunde gehen will, das, was ihr schädlich erscheint, hinausekeln, wenn das nichts nutzt, einsperren oder einfacher noch, umbringen?

K befindet sich momentan in bester Gesellschaft:

Der inhaftierte Michail Chodorkowskij war dem Kreml einfach zu tüchtig, hat frech und rücksichtslos ganz privat vorgemacht, wie das mit der freien Markwirtschaft funktioniert, was Russland jetzt nachzumachen versucht.

Julian Assange sieht seine Aufgabe darin, zu veröffentlichen, was Personen, die von der Öffentlichkeit für die Arbeit für die Öffentlichkeit bezahlt werden, nicht veröffentlichen wollen – die wissen sehr wohl, dass der Teil ihrer Arbeit, den sie geheim halten wollen, schlechte Arbeit ist. Macht man ein Geheimnis daraus, kann man den (Heiligen-)Schein wahren und die Öffentlichkeit besser anlügen. Assange muss weg, sexuelle Belästigung kann man leicht konstruieren.

Die chinesische Führung sah im Friedensnobelpreis für den weg gesperrten Liu Xiaobo von Anfang an eine Verschwörung des Westens. Da nützte es nichts, dass der Vorsitzende des Nobelpreiskomitees, Thorbjörn Jagland, in seiner Osloer Rede meinte: „China wird stärker sein, wenn die chinesischen Bürger Freiheiten genießen." Liu Xiaobo sei zu einem Symbol des Kampfs für Rechte geworden, die allen Menschen zugutekämen, und China, das sich bei der Reduzierung der Armut große Verdienste erworben habe, trage heute „das Schicksal der Menschheit auf seinen Schultern".

Und in unserem Land der Meinungsfreiheit?
Politiker haben bewirkt, dass Sarazin (man mag zu seinem Buch „Deutschland schafft sich ab" stehen wie man will) den Hut nehmen musste. Auch er hat den Finger in eine Wunde gelegt: das Versagen der Politik im Umgang mit neuen Mitbürgern, ihrer „Integration von Ausländern".

Ja, mein Freund, das böse Gewissen bist du deinen Nächsten: denn sie sind deiner unwerth.
Also hassen sie dich und möchten gerne an deinem Blute saugen.
Also sprach Zarathustra.[9]

Der gewaltige Unterschied: K ist nur ein kleines, unbedeutendes, zerbrochenes Rädchen (nach dem kein Hahn kräht), hat weder Anwälte noch Sympathisanten.
K hofft trotzdem, wenigstens ein klein wenig, schlechtes Gewissen zu sein, für alle, die, vor allem in Erziehung und Ausbildung andere unmenschlich behandeln und mobben.

K fühlt sich allein – mutterseelenallein, selbst die eigene Seele hat ihn verlassen (wie alles, an das er nicht mehr glauben kann).
Kann man K nicht einmal das lassen – das Alleinesein?

Aufgerüttelt wird er wieder und wieder durch gut gemeinte, schlecht wirkende Überraschungsbesuche:

„Zu meinem „runden" Geburtstagfest bist Du nicht gekommen!" so der leise Vorwurf der Schwester beim Gegenbesuch.
Freund sucht K auch überraschend heim, bringt wieder einen geometrischen Körper, diesmal gebastelt aus Schierlingsrohren, verbindet damit unwissentlich auf subtile Art Phaidon und Ks Suizidversuch.

Dann noch E-mails aus der Vergangenheit:
nach zwei Jahren Neujahrsgrüße von Vera und der Chefsekretärin.
„Die denken immer noch an mich."
Ist das nicht wieder Ks edle-Menschen-Selbsttäuschung?
Wollen die nicht nur Absolution, eine Bestätigung keine Schuld an Ks Leiden zu tragen?
Nach Ks Antwort jedenfalls sind sie wieder verstummt.

Der Zustand, den Simon und Garfunkel besingen bleibt für K Wunschdenken:

A winter's day
In a deep and dark December;
I am alone,
Gazing from my window to the streets below
On a freshly fallen silent shroud of snow.
I am a rock,
I am an island.

I've built walls,
A fortress deep and mighty,
That none may penetrate.
I have no need of friendship; friendship causes pain.
It's laughter and it's loving I disdain.
I am a rock,
I am an island.

Don't talk of love,
But I've heard the words before;
It's sleeping in my memory.
I won't disturb the slumber of feelings that have died.
If I never loved I never would have cried.
I am a rock,
I am an island.

I have my books
And my poetry to protect me;
I am shielded in my armor,
Hiding in my room, safe within my womb.
I touch no one and no one touches me.
I am a rock,
I am an island.

And a rock feels no pain;
And an island never cries.

K kann nicht zum Felsen werden, nur zur Asche.

Reflexion

Jedes „Ich“ braucht einen Spiegel, muss sich anscheinend selbst betrachten um zu sehen, dass es ist.
Ich Spiegel für K, K Spiegel für mich, ein ganzes Jahr (mit Unterbrechung durch seine depressiven Phasen).

Menschen spiegeln sich
in Hochglanz, in anderen Menschen, in Musik, Theater und Film, Bildern und Büchern, im eigenen Körper.
Ein Spiegel muss in Augenhöhe angebracht sein.
Ein Spiegel ändert nicht die eigene Sichtweise.
Ein Spiegel zeigt immer nur einen kleinen Teil der selbst gewollten Wahrheit.
Die eigenen Beobachtungen sind nur für das Ich ausschlaggebend, keine allgemeinen Werte oder gar prophetische Prognosen.
Auch die Existenz, der eigenen Phantasie entsprungen, ist dabei Existenz.

Nicht einmal der Sohn Gottes (und sind wir nicht alle Töchter und Söhne von LOGOTT) kam ohne Spiegel aus:

> Als Jesus in das Gebiet von Cäsarea Philippi kam, fragte er seine Jünger: „Für wen halten die Leute den Menschensohn?“
> Sie sagten: „Die einen für Johannes den Täufer, andere für Elija, wieder andere für Jeremia oder sonst einen Propheten.“
> Da sagte er zu ihnen: „Ihr aber, für wen haltet ihr mich?“
> Simon Petrus antwortete: „Du bist der Messias, der Sohn des lebendigen Gottes!“ (Matthäus 16, 13-16)

Warum sich in Personen spiegeln, die ein Zerrbild des Ich zeigen, das weit ab liegt, von der Selbstreflexion,
der Spiegelung in sich selber?

> Ich brauche reine, glatte Spiegel für meine Lehren;
> auf eurer Oberfläche verzerrt sich noch mein eigenes Bildnis.
> Also sprach Zarathustra [9]

Nur Petrus ist der richtige Spiegel für Jesus und bekommt dafür den Titel „Fels“, auf dem Jesus seine Kirche bauen will.
(Im Endeffekt wurde die christliche Kirche doch eher auf dem Römer Paulus/Saulus gebaut, nicht auf dem Juden Petrus.
Irren ist menschlich, gerade was Zukunftsvorhersagen anbelangt.)

K habe sogar zwei Felsen: seinen Therapeuten und - mich (freut mich).
Alle anderen trügen Zerrbilder in die Welt hinaus, sperrten K in den Käfig ihrer Vorurteile.

[Vorurteile „sind ein Brett vor dem Kopf und führen zu offener Diskriminierung“[8] „Diskriminierung beginnt ... im Stadium der Wahrnehmung. Und diese verzerrte Wahrnehmung wirkt sich auf unsere Urteile und unser Gedächtnis aus.“[8] „Diskriminierung richtet gesellschaftlichen wie wirtschaftlichen Schaden an, sie ist die Basis für aggressive Konflikte, sie schürt Kriege und führt zu persönlichem und kollektivem Leid.“[8]]

(„Spieglein, Spieglein an der Wand, wer ist die schönste im ganzen Land?“ Narziss in ihrer Schneewittchen-Welt lässt nur eine Antwort gelten. *Ihr* Spiegel ist kein Spiegel, darf gar nichts reflektieren, muss *ihr* Wunsch-Trugbild zeigen:
Sie färbt ihre grauen Haare schwarz wie Ebenholz, die Lippen rot vom Blut der mit eigner Hand zerquetschten Mobbing-Schildläuse und -Purpurschnecken.)

In einem Spiegel sieht man zunächst nur sich selbst – von schwach, über verschwommen bis zur psychopathologischen Hyperreflexivität.

[Über dieses Thema hielt der Psychiater und Philosoph Thomas Fuchs nun seine Antrittsvorlesung in Heidelberg, wohin man ihn auf die neu eingerichtete Karl-Jaspers-Professur berufen hatte.
Wenn wir bei einer Störung des Lebensvollzugs, wie etwa einer schlimmen Erfahrung, mit übersteigertem reflexivem Bewusstsein versuchen, der Situation zu begegnen, führt das schnell in eine Sackgasse.
Die Reflexion verselbständigt sich; statt Probleme zu lösen, werden Probleme gewälzt, die Bewältigung wird überlagert von unendlichen Denkschlaufen, die dank wachsender Selbstbefassung bis zur Selbstentfremdung und im Extremfall zur Persönlichkeitsspaltung führen.
Wer sich über alles und jedes, wie man so sagt, einen Kopf macht, verliert den Anschluss ans Leben und droht sukzessive psychisch zu erkranken.
Paradebeispiel dafür sind, so Fuchs, Schlaf- oder Sexualstörungen, bei denen der Betroffene aufgrund der Dauerreflexion sich um den Schlaf beziehungsweise buchstäblich um hemmungslose Sexualität bringt.
Wenn das Implizite explizit wird, rät Fuchs dem Betroffenen medizinisch-therapeutische Unterstützung,
um aus dem Kreislauf der zwanghaften Selbstbeobachtung, also dem „Reflexionskrampf“ heraus
und zu seiner natürlichen Leiblichkeit zurückzufinden.[3]]

Wer sich mit der eigenen Genese vertraut machen muss, um die Krankheit zu bekämpfen, oder gar zu überwinden,
wandert auf einem schmalen Grat, immer in Gefahr, in die Hyperreflexivität abzustürzen
oder auf der anderen Seite den Spiegel zu zerschmettern.

Die schmerzhafte Selbstreflexion, die Verarbeitung von Verdrängtem verlangte dabei das ungeschminkte, analytische Denken, das K eigen ist.

Dann sieht man in einem Spiegel um sich herum noch ein Stückchen Welt – vielmehr ein Modell der Welt, konstruiert durch die eigene Wahrnehmung.

> [„Ego-Tunnel" nennt der Philosoph Thomas Metzinger die individuelle Welt, die jeder Mensch mit sich herumträgt und subjektiv wahrnimmt: „Wenn wir unser bewusstes Leben leben und uns durch diese Welt bewegen, so benutzen wir ständig unbewusste Filtersysteme und schaffen dadurch – ohne es zu merken – unsere ganz eigene, individuelle Welt. Wir nehmen nur das wahr, was unsere Sinnesorgane und unser Gehirn aufnehmen können, was mit unserem Vorwissen und unseren implizierten Annahmen über die Welt kompatibel ist."[7]]

Das Tunnel-Beispiel ist eher etwas für den „homo faber"[6]: Der Blick ist auf ein Ziel das Licht am Ende des Tunnels gerichtet.

(Und ich muss an dieser Stelle eingestehen, dass Sprache und Schrift den Tunnel noch einmal tunneln,
es gibt einfach unermesslich viel, über das man weder reden noch schreiben kann.)

K, der „homo patiens"[6], kam ganz langsam aus seinem „Ego-Vakuum" in eine „Ego-Blase", die er mit seinem neuen Weltbild um sich aufbaute.

Das Schlusswort überlasse ich dem Hirnforscher Wolf Singer[10]:

„Solange unsere Sprache zwischen Leib und Seele, oder materiellem und geistigem unterscheidet,
einer Unterscheidung, die wahrscheinlich ein kulturelles Artefakt ist, das uns große Schwierigkeiten macht
und die vielleicht nicht in dieser Weise aufrechterhalten werden muss,
wenn man der biologischen Evolution die kulturelle einfach hinzusetzt,
dann erklären sich viele Probleme einfach aus der Wechselwirkung zwischen Menschen,
es werden soziale Realitäten geschaffen, die einen Namen bekommen, die dann immateriell sind, wie Wertesysteme, oder moralische Vorstellungen, die man nicht anlangen kann, die aber trotzdem auf materiellen Prozessen beruhen müssen
– auf was denn sonst –
plagt uns dieses Problem, und führt zur Auseinandersetzung mit der Philosophie.
Das gleiche gilt für die Konstitution des ‚Ich', des autonomen Dirigenten, den wir in unserem Gehirn vermuten, einer ehernen Ansicht abendländischer Tradition, dass es in uns so etwas geben muss, die Instanz, die dann zur Verantwortung gezogen wird, wenn sie sich falsch entscheidet.
Was sagt die Neurobiologie dazu? Wie kann sich so etwas in einem Gehirn konstituieren?
Und das wieder ist eng mit der Frage nach unserem freien Willen, unserer Entscheidungsfreiheit verbunden.

Und dann sind da noch wichtige Fragen, die auch mit der Erkenntnistheorie zu tun haben:
Woher ein Gehirn eigentlich weiß, dass es ein Ergebnis erzielt hat, wenn es nachdenkt,
und wann es mit der Lösung eines Problems fertig ist?
Wir wissen alle, dass wir das können.
Es muss also in unserem Gehirn Systeme geben, die in der Lage sind, die bei der Aktivität von Millionen und Abermillionen Nervenzellen, Zustände unterscheiden zu können, die eine Lösung darstellen,
von Zuständen, die entstehen, auf dem Weg hin zu einer Lösung.
Und wir haben keine Antwort auf diese Frage."

... und somit erklärt das System in *meinem* Gehirn das, was ich über Kolhas geschrieben habe, als fertig,
ob nun auf dem Weg hin zu einer Lösung oder nicht.

... denn ich muss immer das letzte Wort haben,

... und K seine Tränen, denn er heult jetzt, nach dem Durchlesen meiner/seiner Geschichte, wie ein Schlosshund.

Quellen

1 Wikipedia (ist eine Online-Universalenzyklopädie freiwilliger und ehrenamtliche Autoren. Der Name Wikipedia setzt sich zusammen aus *wiki*, dem hawaiischen Wort für „schnell", und *encyclopedia*, dem englischen Wort für „Enzyklopädie".)
2 Immanuel Kant (1724 – 1804)
3 Seite 15: F.A.Z., 31.03.2010, Nr. 76 / Seite N1
Seite 38: F.A.Z., 20.01.2011, Nr. 16 / Seite 8
Seite 56: F.A.Z., 26.01.2011, Nr. 21 / Seite N2
Seite 72: F.A.Z., 04.08.2010, Nr. 178 / Seite N1
Seite 119 : F.A.Z., 28.07.2010, Nr. 172 / Seite N4
4 Ulrich Schnabel 2008 „Die Vermessung des Glaubens"
5 Horst Poller 2005 „Die Philosophen"
6 Viktor Emil Frankl „Das Leiden am sinnlosen Leben"
7 Thomas Metzinger „Der Ego-Tunnel"
8 Jens Förster „Kleine Einführung in das Schubladendenken"
9 Friedrich Nietzsche „Also sprach Zarathustra"
10 Wolf Singer „Zur Organisation des Gehirns", Vortrag an der Goethe-Universität, Frankfurt am Main, 10. Februar 2010

»Ewig währt am längsten.«